Zöch-Schüpbach
Feldenkrais für die Seele

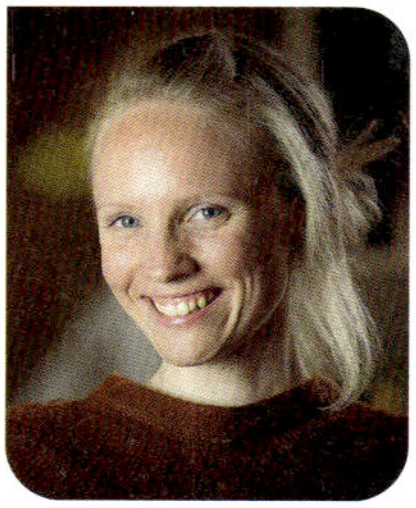

Nadja Zöch-Schüpbach studierte Psychologie und Spanische Literaturwissenschaft an der Universität Bern. Sie lebt und arbeitet in der Ostschweiz als Psychotherapeutin, Feldenkrais-Practitioner, Ausbilderin und Supervisorin. Sie interessiert sich besonders für Möglichkeiten, Körper und Psyche einfach und effektiv zu unterstützen, und bietet seit Jahren Kurse für Therapeuten und Gesundheitsinteressierte an.
Als Fachpsychologin für Psychotherapie FSP und Feldenkrais-Practitioner mit ständiger Weiterbildung im Embodimentbereich ist es ihr ein großes Anliegen, ihr Wissen und ihre Praxiserfahrung weiterzugeben.
Mehr erfahren Sie unter: www.justbe.care

Nadja Zöch-Schüpbach

Feldenkrais für die Seele

Mit ganzheitlichen Übungen Ihre Selbstwahrnehmung schärfen und die Psyche stark machen

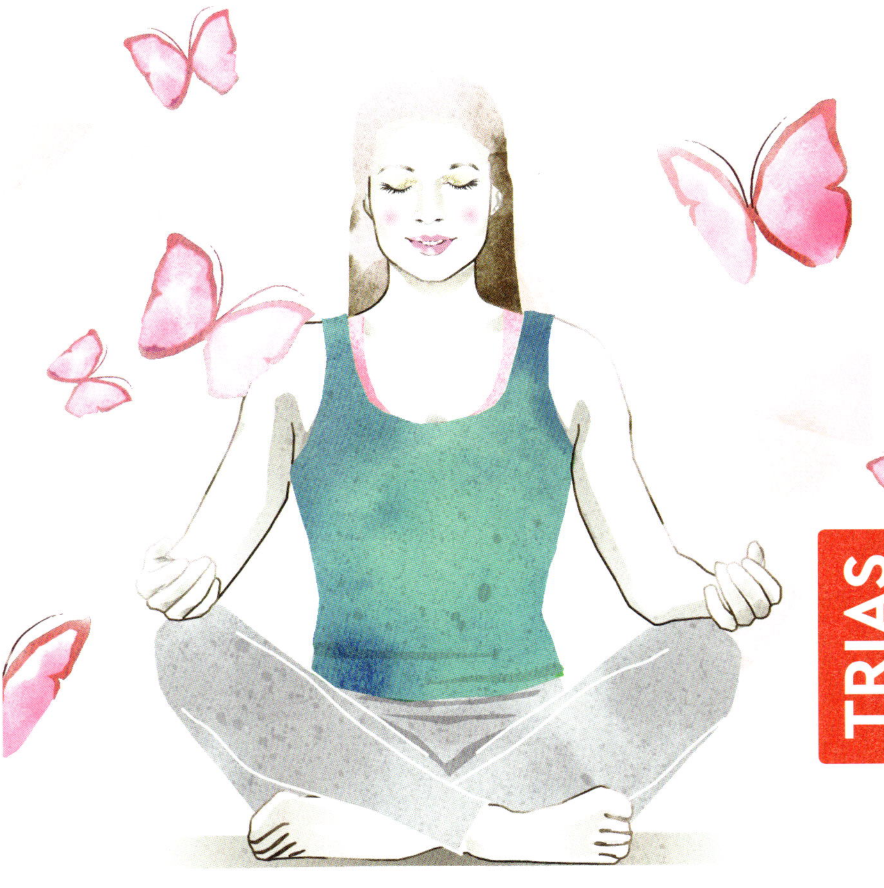

TRIAS

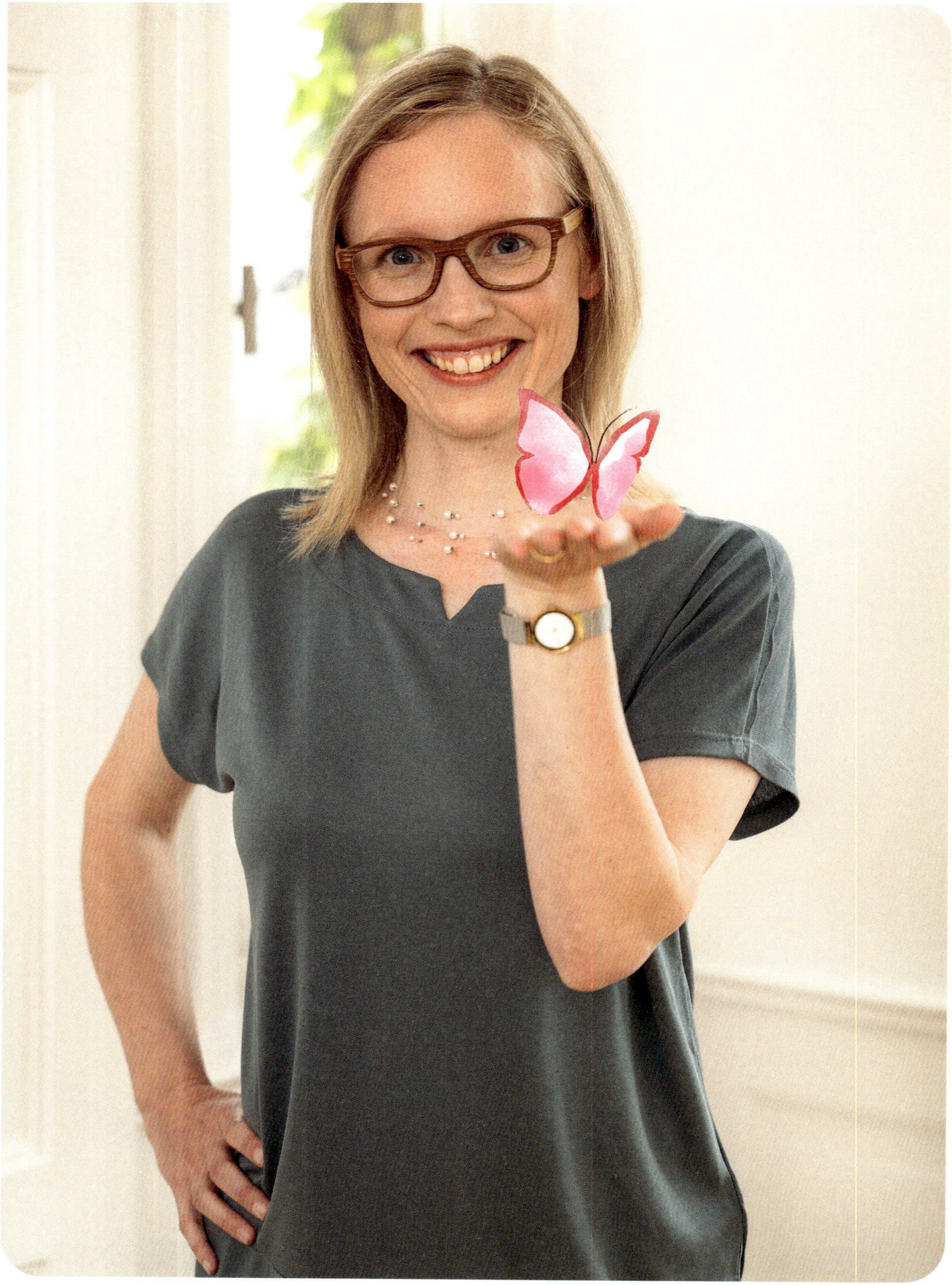

Herzlich willkommen,

ich freue mich riesig, dass Sie sich etwas Gutes tun wollen – und zwar ganzheitlich!

Vielleicht kennen Sie die Feldenkrais-Methode bereits und sind neugierig, wieso der Seele kleine Bewegungen so guttun und Sie sich danach so viel besser fühlen? Vielleicht ist Ihnen der ganze Titel aber auch noch ein riesiges Rätsel und Sie sind einfach neugierig, was Sie für sich Neues entdecken? Vielleicht leiden Sie auch unter Schmerzen und Verspannungen, stressbedingten psychosomatischen Beschwerden oder psychischen Symptomen und möchten über den Körper seelische Erleichterung erleben? Eventuell sind Sie aber auch einfach neugierig, was Sie durch ganzheitliche Bewegungen Gutes für Ihre Seele tun können? Vielleicht sind Sie aber auch als Behandelnde auf der Suche nach hilfreichen, konkreten körperorientierten Möglichkeiten, die Sie Ihren Klienten zur Selbstunterstützung zwischen den Sitzungen mitgeben können?

Durch persönliche Erfahrungen nach einem Tanzunfall und meine Arbeit als Psychotherapeutin weiß ich als Betroffene, aber auch als Therapeutin, wie es ist, wenn Körper und Psyche nicht gesund sind. So freue ich mich, Ihnen ganz viel praktisches Wissen auf Ihren Lebensweg mitzugeben, damit auch Sie sich ganzheitlich, also für den Körper und die Seele, etwas Gutes tun können!

Ihre
Nadja Zöch-Schüpbach

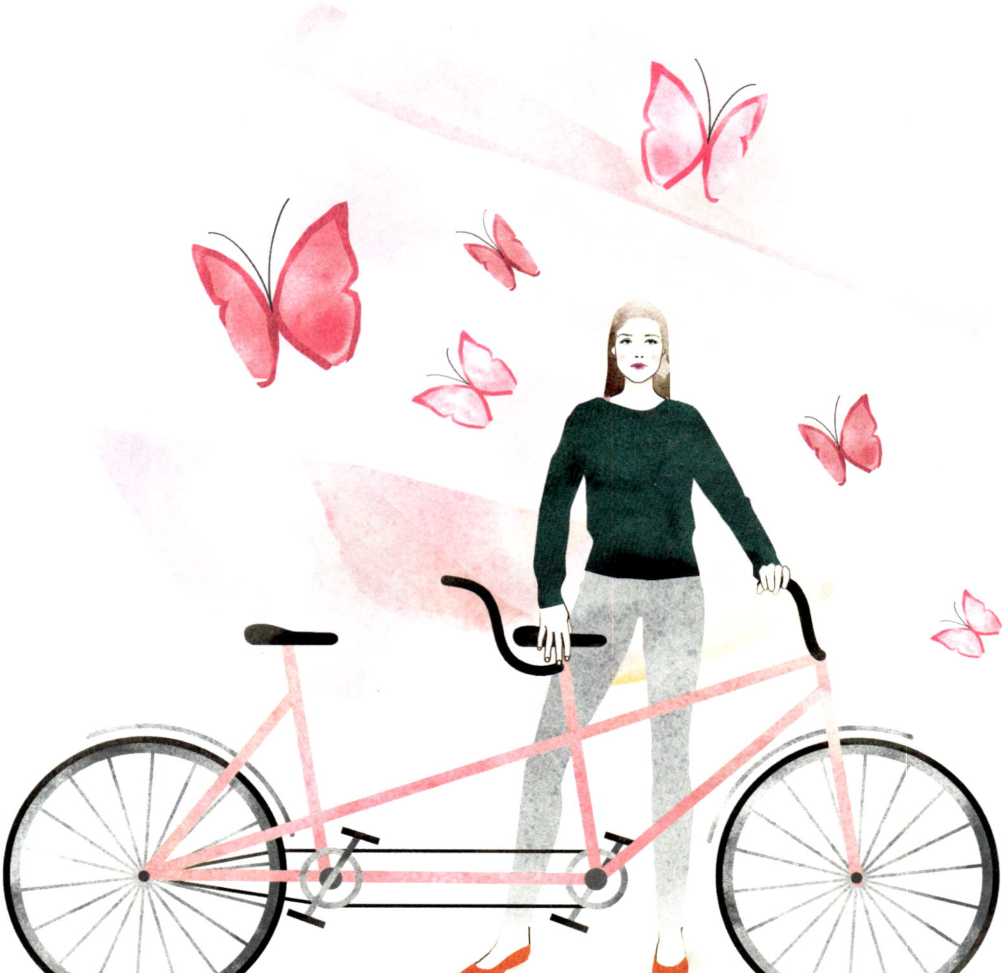

Das Zusammenspiel von Körper und Psyche

Stellen Sie sich vor, Körper und Psyche fahren gemeinsam auf einem Tandem. Wie funktioniert das Zusammenspiel zwischen beiden und wie können Sie dieses fördern?

Das Gesundheits-Tandem Körper und Psyche

Sehen wir uns das Gesundheits-Tandem von Körper und Psyche etwas genauer an. Erfahren Sie, worauf es bei einem guten Team ankommt und was Sie in diesem Buch erwartet.

Zu Beginn möchte ich mit Ihnen meine persönliche Geschichte teilen, einerseits, damit Sie mich ein wenig kennenlernen, und andererseits in der Hoffnung, Sie dort im Leben, wo Sie gerade stehen oder sich im Hamsterrad drehen, zu motivieren, mutig etwas Neues auszuprobieren und Ihre eigene persönliche Erfolgsgeschichte zu kreieren! Danach erfahren Sie, was Sie in diesem Buch erwartet und was es mit dem »Gesundheits-Tandem« auf sich hat.

Ein Tanzunfall führt zum neuen Weg

Manchmal gibt es Phasen im Leben, in denen man mit den bisher erlernten Strategien nicht weiterkommt. Vielleicht tauchen Gefühle wie Hilf- und Ratlosigkeit oder Ärger auf und man fühlt sich unwohl, belastet und müde. Vielleicht zieht man sich zurück und steckt den Kopf in den Sand, oder man versinkt in unüberlegtem Aktionismus. Anstatt noch mehr von demselben zu tun und sich noch tiefer einzugraben, wäre es besser, etwas Neues auszuprobieren. Doch das ist meist leichter gesagt als getan – zumal Gewohnheiten auch Sicherheit geben und wir deswegen lieber nicht unsere Komfortzone verlassen auch wenn wir ahnen, was die Konsequenzen sind, wenn wir so weitermachen wie bisher …

So ging es mir. Vermutlich würden Sie dieses Buch nicht in den Händen halten, wenn nicht auch ich persönlich durch schmerzliche Erfahrungen neue Wege eingeschlagen hätte und meine Angst vor Veränderung und der Befürchtung, es könnte ja noch schlimmer kommen, als es schon ist, überwunden hätte. Gerne möchte ich Sie durch meine persönliche Geschichte ermutigen, durch dieses Buch und die Feldenkrais-Methode sich selbst besser kennenzulernen und sich ganzheitlich etwas Gutes zu tun – egal, wo Sie jetzt gerade stehen oder sich bewegen!

Vielleicht klingt es für Sie etwas merkwürdig, dass eine schmerzhafte Erfahrung mich zu meiner wahren Berufung und Leidenschaft führte. Ist es auch, und ich bin – im Nachhinein – sehr dankbar dafür!

Beginnen wir von vorne: Von klein auf tanzte ich mit großer Begeisterung, von Ballett über Standardtänze bis zu Tango, Salsa und Co. So tanzte ich auch während meiner psychotherapeutischen Tätigkeit und war in einer semiprofessionellen Salsa-Showtanzgruppe. Vor gut zehn Jahren passierte es dann: Während eines Tanztrainings konnte ich plötzlich den Kopf nicht mehr drehen und war völlig blockiert. Mein Nacken schmerzte und ich suchte osteopathische Hilfe: Ein Wirbel und eine Bandscheibe im Nackenbereich hatten sich verschoben. Auch nachdem dies gerichtet war, tauchten die Nacken- und Kopfschmerzen immer wieder mehr oder wenig permanent im Alltag auf. Dafür gab es keine richtige medizinische Erklärung. Ich quetschte zwei bis drei Physiotherapietermine pro Woche in meinen vollen Arbeitsplan und absolvierte ein Muskelaufbautraining über ein halbes Jahr. Kaum hatte ich die Zahl der Termine reduziert, wurden die Beschwerden wieder stärker. Ich fing an, mich selbst zu bemitleiden, und konnte gut nachvollziehen, wie es langjährigen Schmerzpatienten gehen musste. Und jetzt?

Ich bekam den Rat: »Vielleicht wäre die Feldenkrais-Methode etwas für dich.« Ich war verzweifelt, weil ich mittlerweile beim Tanzen aus lauter Vorsicht, dass es schlimmer werden könnte, sehr angespannt war und weil ich bei der Ar-

Tanzen

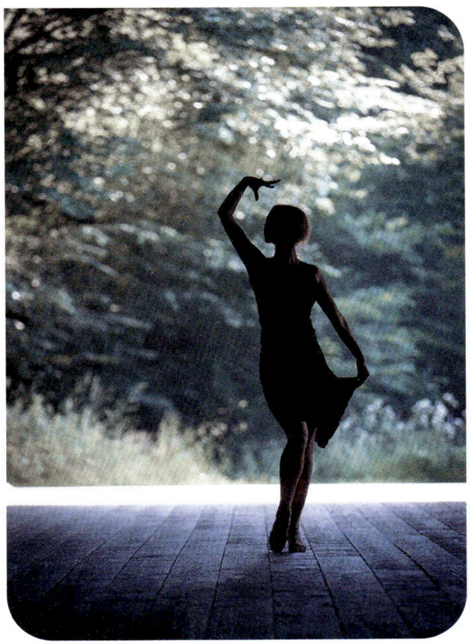

beit durch die Schmerzen beeinträchtigt war. Ich wollte das nicht länger aushalten. Also machte ich einen Termin bei einer Feldenkrais-Therapeutin aus. Ich hatte keine Ahnung, was mich erwartete. Als wir mit ganz kleinen, langsamen Bewegungen arbeiteten und sie mich bewegte, dachte ich zuerst: »Das ist ja ganz nett entspannend, was sie da macht!«, glaubte aber nicht wirklich, dass es groß helfen würde. Doch siehe da! Innerhalb einiger Monate war ich schmerzfrei und meine Stimmung verbesserte sich stetig. Ich gewann meine fröhliche Art zurück! Für mich fühlte sich das wie ein Wunder an und ich beschloss, dass ich diese Methode auch erlernen wollte.

Durch die Feldenkrais-Ausbildung wurde mir dann bewusst, dass ich lediglich gedacht hatte, dass ich ein gutes Körpergefühl als Tänzerin hätte – jedoch weit gefehlt! Der Kopf und somit die Psyche steuerten mich, der Körper hatte zu gehorchen und hatte gar keine eigene Stimme. Ich weckte diese Stimme nach und nach – und beobachtete dabei viele ungute Gewohnheiten wie Sitzen mit gebeugtem Rücken und vorgeschobenem Kopf oder Tanzen in aufrechter Haltung mit angespannter Rückenmuskulatur. Ich lernte, dass es besser ist, die Aufrichtung über das Becken und das Skelett zu steuern, sodass die Muskeln ihren Job der Bewegung machen können und nicht fürs Aufrechthalten benötigt werden.

All das gab mir eine Erklärung dafür, dass ich nach diesem »Tanzunfall« keine nachhaltige Verbesserung der Schmerzen erfahren hatte: Die schlechten Gewohnheiten im Alltag hatten mich unbewusst an der Genesung gehindert. Dadurch, dass mir immer bewusster wurde, was ich im Alltag WIE tat, konnte ich Dinge anders tun, nämlich mit mehr Leichtigkeit und so, dass sie mir guttaten. Das machte den großen Unterschied aus. Somit war diese eigentlich schmerzhafte Erfahrung für mich ein wichtiges Schlüsselerlebnis, das mich lehrte, dem Körper aufmerksam zuzuhören und dann zu merken, dass durch kleine, achtsame Bewegungen diese wohltuende Wirkung auf den Körper auch Leichtigkeit in Gedanken und Gefühle und somit in die Seele brachte und einfach guttat!

» *Erst wenn du weißt, was du tust, kannst du tun, was du willst!* [1] «
Moshé Feldenkrais

Durch diesen Prozess sah ich auch immer mehr mögliche Ursachen und Zusammenhänge von psychischen Beschwerden und körperlichen Signalen bei meinen Klienten, die teils unter medizinisch unerklärlichen Beschwerden litten. Gleichzeitig wurde mir klar, dass »positiv denken« und Lösungen finden schwer gelingen kann, wenn der Körper und die Psyche aus dem Gleichgewicht sind. Oder haben Sie schon einmal in einer zusammengesunkenen Haltung mit aufgestütztem Kopf versucht, einen positiven Gedanken zu fassen oder eine Lösung für ein Problem zu finden? Viel Glück ... Eine Tanztherapeutin in einem Praktikum meinte einmal zu mir: »Du kannst nicht herumhüpfen und gleichzeitig traurig sein!« Sie dürfen es gerne ausprobieren – bisher konnte mich niemand vom Gegenteil überzeugen.

Die Umsetzung in meiner Arbeit

Diese Erkenntnisse führten mich dazu, vermehrt auch den Körper und die Körperhaltung in meine psychotherapeutische Arbeit einfließen zu lassen und plötzlich waren ganz andere Therapieerfolge möglich. Ich fand durch meine schmerzhafte Erfahrung meine wahre Berufung: Körper und Psyche in Einklang zu bringen und ihr Zusammenspiel bestmöglich zu unterstützen!

Ein sehr eindrückliches Beispiel für diese Zusammenhänge möchte ich Ihnen gerne noch mitteilen: Ein junger Mann mit Rückenschmerzen und Depressionen kam einmal zur Feldenkrais-Behandlung. Der zuständige Psychotherapeut berichtete, dass die Behandlung sehr schwierig sei, weil der Klient jegliche Lösungsvorschläge ablehne und keine Perspektive sehe. Wir arbeiteten an der Wahrnehmung seiner Körperhaltung und es fiel auf, dass er im Sitzen das Gefühl hatte, er sitze völlig aufrecht, dabei war er im Hohlkreuz. Im Gehen bewegte er seinen ganzen Körper »en bloc«. Wir fingen an, ganz vorsichtig Kopf, Augen und Schultern in unterschiedliche Richtungen zu bewegen, sodass es zu einer Rotation in der Wirbelsäule kam. Als er dort mehr Beweglichkeit erlangt hatte, war auch der Kopf freier und er konnte sich schmerzfrei nach rechts und links drehen. So fand er vom »Tunnelblick« wieder zum Horizont. Eindrücklich war, dass mir zum selben Zeitpunkt sein Psychotherapeut rückmeldete, dass der Klient plötzlich anfing, Überlegungen anzustellen, wie er sich beruflich neu orientieren wollte und was er überhaupt mit seinem Leben anfangen möchte.

Seelisch wird der Einfachheit halber in diesem Zusammenhang gleichgesetzt mit psychisch. Die komplexen Theorien zur Unterscheidung zwischen Psyche, Seele und Geist werden in diesem Buch nicht berücksichtigt und ich bitte dafür um Verständnis, da diese Thematik sehr komplex ist und ihre Behandlung nicht zielführend für das Anliegen des Buches wäre.

Sind Sie bereit, Ihren eigenen Gesundheitsweg zu kreieren und andere mit Ihrer Geschichte zu inspirieren oder als Behandelnde ganzheitlich Betroffene zu unterstützen? Dann geht's jetzt los!

Erkundung des Gesundheits-Tandems

In der Praxis hat es sich bewährt, abstrakte Begriffe in Bildern und Metaphern darzustellen. Dann kann unser Gehirn sie

Spürbare Erfahrung: Imagination des Gesundheits-Tandems

Stellen Sie sich bitte folgende Situation vor: Ihr Körper und Ihre Psyche sitzen zusammen auf einem Tandemfahrrad, dem sogenannten »Gesundheits-Tandem«:
Wie würde dieses Gesundheits-Tandem im Moment bei Ihnen gerade aussehen? Wer von den beiden sitzt vorne und lenkt? Körper oder Psyche? Wer sitzt hinten? Streiten sie sich, wer vorne oder hinten sitzen darf? Wollen die beiden in dieselbe Richtung fahren? In welche Richtung möchte die Psyche, in welche Richtung der Körper? Lieber die anstrengende Bergstraße rauf, den flachen Feldweg am See, über Stock und Stein oder die geteerte Straße entlang? Strampeln beide in dieselbe Richtung? Wer zieht vielleicht die Bremse, während der andere sich abrackert? Welche Bilder Ihres Gesundheits-Tandems sehen Sie in Ihrem inneren Film?

besser einordnen und etwas damit anfangen. Aus diesem Grund möchte ich Sie zu einer kurzen Reise im Kopf zum »Gesundheits-Tandem« einladen.

Die Idee zu dieser Metapher kommt von Wolfgang Zöch. Herzlichen Dank an ihn, dass ich sie in das Buch integrieren durfte.

Um Ihnen aus der Praxis ein Bild zu dieser Tandem-Vorstellung zu geben: Vielleicht sitzt die Psyche vorne und spornt den Körper an, kräftig zu treten, und überhört die leise Stimme des Körpers, der schon lange außer Puste ist und um eine Pause bittet? Und wenn es nicht schnell genug vorwärts geht, wird die Psyche wütend, dreht sich um und schreit den Körper an: Er soll sich gefälligst zusammenreißen, während sie auf eine Wand zufahren? Das könnte eine typische Beschreibung der Imagination eines Klienten in der Praxis mit einer Burnout-Thematik oder aber auch bei psychosomatischen Beschwerden sein.

Vielleicht haben sich die beiden aber auch geeinigt, wer wann vorne und wann hinten sitzt – zum Beispiel: bergauf der Körper vorne, bergab die Psyche – aber sie kommen immer wieder aus dem Gleichgewicht, sobald ein Windstoß kommt, verlieren bei Regen die Orientierung und Motivation oder drohen auf steinigem Gelände zu stürzen? Dies könnte beispielsweise eine typische Schilderung bei Angst und Stress oder auch bei Hochsensibilität sein. Hier besteht bereits eine gute Grundlage für Teamwork, aber es braucht auch hier noch ein paar Coachingtipps, um Herausforderungen besser zu meistern.

Normalerweise hat jedes Team, das an einem Rennen teilnehmen will, einen Trainer oder Coach, nicht wahr? Warum nicht auch unser Gesundheits-Tandem Körper und Psyche? Und wer könnte diese Rolle besser übernehmen als Sie? Sie kennen schließlich Ihr Team am längsten und am besten!

Sind Sie bereit, als Coach das Zusammenspiel der beiden etwas genauer unter die Lupe zu nehmen und Ihr Team durch dieses Buch gezielt auf dieser Entdeckungsreise zu unterstützen? Wunderbar, dann freue ich mich, Sie bei dieser schönen Aufgabe begleiten zu dürfen. Und Sie werden über die wunderbaren Möglichkeiten und Auswirkungen des Teamworks in Ihrem Alltag staunen.

Was dieses Buch leistet

Das Buch ist so aufgebaut, dass Sie als Coach zuerst die beiden Teammitglieder Körper und Psyche etwas genauer kennenlernen. Dann erfahren Sie, wie Körper und Psyche zusammenspielen und wie Sie ihre Kommunikation durch einfache und effektive Übungen stärken können. Danach werden Sie lernen, wie Sie sich gewissen Themen und Herausforderungen auf psychischer Ebene über den

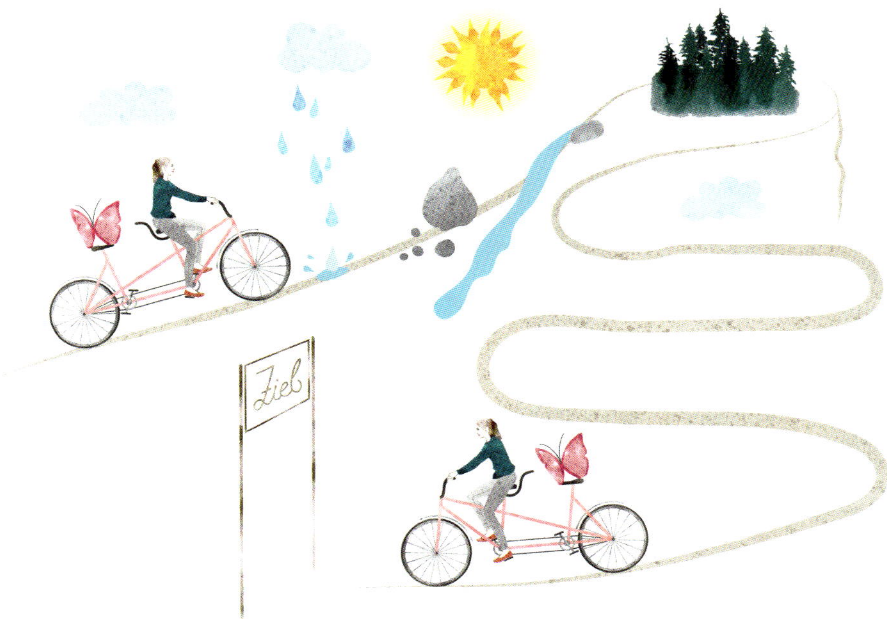

Das Gesundheits-Tandem: Wie sitzen Körper und Psyche bei Ihnen auf dem Tandem?

Spürbare Erfahrung: Imagination einer Herausforderung

Nun stellen Sie sich folgendes Szenario vor: Ihr Gesundheits-Tandem will an einem Rennen teilnehmen. Dieses Rennen wird teils recht anstrengend werden mit Gegenwind und Regen, schlammigen und steinigen Wegen, aber zu einem wunderschönen Naturpanorama und einem lohnenden Ziel führen: Viele eindrückliche Erlebnisse und Erfahrungen liegen auf dem Weg, was die beiden noch mehr verbindet und ein wunderbares Gefühl von Wohlbefinden, Gesundheit und Zufriedenheit hervorruft.

Was braucht das Tandem, also Körper und Psyche, zur Vorbereitung, damit das Vorhaben gelingen kann?

Körper annähern und diese zu beeinflussen lernen können – beispielsweise »sich erden und zentrieren« (Seite 68), »ins Gleichgewicht und Vertrauen kommen« (Seite 78) oder »Haltung und Befindlichkeit«. Später gibt es dann einige Fokusthemen, auf die ich spezifischer eingehen werde, wie stressbedingte psychosomatische Beschwerden, Depression/Burnout, Ängste oder Schlafschwierigkeiten.

Wie bereits im Vorwort beschrieben, ist dieses Buch in erster Linie an Sie als Gesundheitsinteressierte gerichtet. Der bewährte Erfahrungsschatz bietet aber auch Inspiration zur Begleitung Betroffener. Ich empfehle Ihnen, sich auch als medizinische Fachperson auf die Wirkung der ganzheitlichen Bewegungen einzulassen und sich mit dem Buch etwas Gutes zu tun – wir wissen ja aus Erfahrung, wie wichtig Selbstfürsorge für alle Menschen ist!

Die Kapitel sind so aufgebaut, dass Sie immer wieder zu Übungen angeleitet werden und auch Nahrung »für den Kopf« erhalten. Denn je besser die Zusammenhänge von ganzheitlichen Bewegungen der Feldenkrais-Methode und der Psyche klar werden, desto konkreter können Sie auch kreativ Ihre eigene Selbstunterstützung herleiten. Die Übungen werden Ihnen dabei helfen, vom Kopf in den Körper einzutauchen und das Zusammenspiel spür- und erlebbar zu machen. Denn ohne diese Erfahrung sind die ganzen Infos für den Kopf nichts wert: Die Veränderungen auf körperlicher und psychischer Ebene wahrzunehmen ist der Schlüssel fürs Gesundheits-Tandem!

Wichtiger Hinweis Dieses Buch dient nicht zur Diagnosestellung und bei Beschwerden sind in jedem Falle zuerst eine medizinische Abklärung und das Einverständnis Ihres Arztes oder Therapeuten notwendig!

Das Sachbuch dient als Ergänzung einer therapeutischen Behandlung und zur Selbsthilfe. Manchmal braucht es noch weitere Unterstützung, damit die ganzheitlichen Bewegungen ihre volle Wirkung entfalten und Ihre Symptome in einen größeren Kontext gesetzt behandelt werden können. Für fundierte Erklärungen und Beschreibungen der im Buch erwähnten Störungsbilder verweise ich Sie ausdrücklich an externe Stellen. Zögern Sie nicht, sich Unterstützung durch einen Feldenkrais-Practitioner, Komplementär- oder Alternativtherapeuten, Psychotherapeuten oder Psychologen, Arzt oder weitere Unterstützungsangebote zu suchen, die Sie bestmöglich in Ihrem Prozess unterstützen.

Worum geht es bei der Feldenkrais-Methode?

»Feldenkrais« hat weder etwas mit Feldern noch mit Kreisen zu tun, noch ist es ein »Hausfrauensport«. Der Name geht auf seinen Begründer Dr. Moshé Feldenkrais (1904–1984) zurück. Deswegen ist es auch nicht ganz einfach, sich unter der Methode etwas vorzustellen. Feldenkrais war Ingenieur, Physiker und Jiu-Jitsu- und Judo-Kämpfer. Er selbst litt unter Knieproblemen. Zur damaligen Zeit hieß es, dass eine Knieoperation nur zu 50 Prozent gelingen könne und die Gefahr bestehe, dass er danach gar nicht mehr gehen könne. Das spornte ihn an, mit seinem wissenschaftlichen Blick Bewegungen und Bewegungsabläufe zu beobachten und dadurch neue Möglichkeiten zu finden, sich wieder schmerzfrei zu be-

Wichtiger Hinweis zu Beginn

Bitte beachten Sie vor Beginn der Aufnahme der Übungssequenzen, dass Sie unbedingt das Kapitel »Feldenkrais für die Seele – Hinweise« (Seite 49) gelesen haben. Die Übungen sind alle über viele Jahre erfolgreich praktisch erprobt und bei korrekter Ausführung für alle Fitnesslevels gut durchführbar. Falls Sie jedoch in ärztlicher oder therapeutischer Behandlung sind oder an nicht abgeklärten Symptomen leiden, lassen Sie sich bitte vor den Übungssequenzen untersuchen und wenden Sie die konkreten Inputs aus diesem Buch in Absprache mit Ihrem Arzt oder Therapeuten an. Feldenkrais für die Seele ist als Ergänzung zu einer Behandlung gedacht und nicht als Ersatz. Sie erhalten konkrete Ideen, wie Sie als Coach Ihr Gesundheits-Tandem hilfreich unterstützen können, um sich so ganzheitlich etwas Gutes zu tun. Feldenkrais für die Seele eben! Viel Freude dabei!

wegen – trotz seiner vorhandenen und nicht rückgängig zu machenden Kniebeschwerden. Daraus entwickelte er seine Methode.

Feldenkrais als Lernmethode

Feldenkrais betonte immer wieder, dass seine Methode eine Lernmethode ist: Es geht darum, neue Dinge zu lernen und daraus eigene, neue Möglichkeiten zu entwickeln, etwas noch leichter zu tun. Er erkannte auch sehr früh Zusammenhänge zwischen Körper und Psyche: Wenn ein Körper beweglich wurde, stellten sich auch bewegliche, flexible Gedanken ein. Er stellte die Hypothese auf, dass es durch einen veränderten Gebrauch von verschiedenen Körperteilen und ein neues Zusammenspiel von Bewegungsabläufen auch neue Verknüpfungen im Gehirn gibt und sich daraus andere Denk- und Verhaltensmuster bilden. Diese neuen Verknüpfungen im Gehirn sind heute in der Wissenschaft als »Neuroplastizität« bekannt und nachgewiesen.

Ein Beispiel aus der Praxis verdeutlicht diesen Aspekt der Lernmethode: Eine Klientin mit Nacken- und Schulterschmerzen kommt zu einer Sitzung. Sie erzählt mir, dass sie jedes Mal, wenn sie lange gesessen ist, den Kopf kaum mehr drehen kann. Als sie mir etwas genauer erzählt, wie ihr Arbeitsplatz aussieht, geht ihr Körper automatisch in die Haltung, die sie im Büro einnimmt: Die Schultern gehen in Richtung Ohren hoch, der Kopf schiebt sich nach vorne, während sie mir zeigt, wo der Computer steht und wie sie Daten eintippt.

Als ich sie dann noch frage, wie ihr ihr Job grundsätzlich gefällt, spannt sich ihre Kiefermuskulatur an und sie seufzt: »Grundsätzlich gut, aber der Chef deckt mich mit Arbeit ein und ich kann mich einfach nicht abgrenzen. So sitze ich vielfach noch länger im Büro als alle anderen und finde es schon ungerecht. Aber was soll man tun? So ist es halt. Heutzutage muss man froh sein, wenn man mit 50 Jahren überhaupt noch arbeiten kann und nicht ersetzt wird.«

Gewohnheiten entdecken gibt Handlungsfreiheit

Was wäre für die Klientin hilfreich, damit es ihr besser ginge? Erstens ist es für sie wichtig, wahrzunehmen, was sie gerade tut: Beispielsweise, dass sie am Computer die Schultern beim Schreiben hochzieht. Wenn ihr dies bewusst ist, dann können wir als nächsten Schritt zusammen schauen, was ihr Nervensystem in der Situation lernen kann, damit sich alles leichter anfühlt. Helfen kann es ihr beispielsweise, die Schultern zu entspannen, die Kiefermuskulatur locker zu lassen und sich so zu positionieren, dass sie sich im Sitzen wohl fühlt. Leichter fühlt es sich dann an, wenn die Muskeln, die nicht arbeiten sollten, aufhören zu arbeiten, der Atem frei fließt und Muskelanspannung nur dann da ist, wenn es wirklich für eine Bewegung notwendig ist. Ansonsten sollte das Skelett so ausgerichtet sein, dass es dem Menschen Stabilität und eine Aufrichtung gibt. Vielfach gelingt dies nicht, weil zu viele verspannte Muskeln das Skelett nicht in seine ursprüngliche Form zurückgleiten lassen. In unserem Beispiel geht es darum, dass sich die Klientin in einem ersten Schritt durch die Verstärkung ihrer Gewohnheit, die Schultern hochzuziehen, dieser bewusst wird und ihr Nervensystem dann neue Wege findet, damit es leichter wird.

Gewohnheiten bewusst zu machen und dann Unterschiede in der Befindlichkeit durch eine veränderte Körperwahrnehmung spürbar zu machen, ist ein Hauptpunkt der Feldenkrais-Methode. Denn wenn Sie merken, was Sie tun, können Sie potenziell auch etwas anderes tun, das besser für Sie ist als die alte Gewohnheit!

Merke Wenn wir uns Gewohnheiten bewusst machen, können wir auch etwas daran ändern und Alternativen entwickeln. Sind wir uns nicht bewusst, was wir tun, und haben den Autopiloten eingeschaltet, können wir auch nichts ändern.

Dies gilt bei unserem Beispiel auch für den psychischen Aspekt. Sich nicht abgrenzen zu können, nicht Nein sagen zu können, schränkt unsere Bewältigungsmöglichkeiten ein. Vielfach sehen wir dann nur noch die Lösung, noch mehr von demselben zu tun, also stillschweigend noch mehr Aufgaben zu übernehmen, noch länger im Büro zu bleiben und uns noch ungerechter behandelt zu fühlen. Dass wir auch Nein sagen können, kommt uns nicht in den Sinn. Eine einfache Antwort an den Chef wie: »Lieber Chef, danke, dass du mir das zutraust, dass ich das alles schaffe. Aber könntest du vielleicht dieses Mal jemand anderen für diese Aufgabe fragen? Mein Schreibtisch quillt über ...« erwägen wir nicht einmal.

Wenn uns bewusst wird, was wir im Autopilotenmodus tun, beginnen wir zu lernen, welche anderen Möglichkeiten wir haben und ausprobieren können. Das gibt uns Handlungsfreiheit und Luft zum Atmen. So lernen wir, auf körperlicher, aber auch auf psychischer Ebene neue Lösungsansätze zu sehen, die uns vorher nicht bewusst waren, weil wir nicht wussten, was wir taten.

Vielleicht denken Sie sich jetzt: »Ja, das ist doch völlig logisch! Wir wissen doch eh, was wir tun, nur manchmal geht's einfach nicht anders ...« Es mag manchmal stimmen, dass wir aufgrund von Angst vor möglichen Konsequenzen beim Alten bleiben – dann sollte es aber eine bewusste Entscheidung sein. Doch wie sehr ist uns im Alltag bewusst, wo der »Autopilot« mit seinen Gewohnheiten das Zepter übernimmt?

Falls Sie es nicht zu Ihrer täglichen Gewohnheit gemacht haben, die Finger abwechselnd ineinander zu verschränken,

Spürbare Erfahrung: Gewohnheiten spürbar erleben

Gerne lade ich Sie zu einem kurzen Experiment ein: Bitte falten Sie Ihre Hände, wie wenn Sie beten möchten. Dann falten Sie die Finger wieder auseinander. Welcher Daumen war oben? Und wie waren die Finger ineinander verschränkt?
Ich mache vielfach die Erfahrung, dass die meisten Befragten die Hände noch einmal falten müssen, bevor Sie eine Antwort geben können, weil diese Handlung voll automatisiert abläuft. Nun falten Sie bitte nochmals die Hände – dieses Mal aber umgekehrt, sodass der andere Daumen oben ist und die Finger anders ineinandergreifen. Wie fühlt sich das an? Merkwürdig?

einmal mit dem einem Daumen oben und dann mit dem anderen, wird es sich vermutlich merkwürdig anfühlen, die Hände anders zu falten, als Sie es gewohnt sind. Vielleicht entsteht sogar das Gefühl, dass die Finger so gar nicht ineinanderpassen? Obwohl Sie nichts anderes getan haben, als den anderen Daumen nach oben zu nehmen!

Das Hände-Experiment zeigt, wie stark unser Autopilot am Werk sein kann! Wir haben uns einmal an etwas gewöhnt und dann läuft es automatisch immer so ab. Wenn wir dann etwas Neues tun, fühlt sich dies oft am Anfang merkwürdig oder auch nicht stimmig an, weil wir es eben nicht gewohnt sind. Normalerweise ist dies eine gute Eigenschaft, da es bedeutet, dass wir nicht alles immer neu entdecken und neu lernen müssen. Stellen Sie sich vor, Sie müssten jedes Mal überlegen und von Neuem lernen, wie Sie aus dem Bett kommen, ins Bad gehen, die Zähne putzen oder sich anziehen. Der Autopilotmodus macht durchaus Sinn, da Gewohnheiten automatisiert sind und wenig Energie brauchen.

Merke Gewohnheiten helfen uns, dass wir den Alltag energiesparend gestalten können und Dinge automatisiert ablaufen. Gewohnheiten geben uns Sicherheit und fühlen sich in sich stimmig an, da wir es nicht anders kennen. Schwierig wird es dann mit Gewohnheiten, wenn sie uns schaden.

Wann wir Gewohnheiten ändern sollten

Schädliche Gewohnheiten sind solche Handlungen, die irgendwann einmal nützlich waren, die wir dann aber beibehalten haben, ohne dass sie heute einen offensichtlichen Zweck erfüllen. Bei unserer Klientin ist das Muster, die Schultern hochzuziehen und den Kiefer anzuspannen, eine normale Stress- und Schutzreaktion. Sich wehren zu wollen, dann aber doch die Zähne zusammenzubeißen und nichts zu sagen, kann ein wichtiges Signal sein. Es zeigt, wie es einem emotional gerade geht. Aber wenn es zur Gewohnheit wird, die Schultern hochzuziehen und den Kiefer anzuspannen, kann dies zu Nacken- oder auch Kopfschmerzen führen und erfüllt seinen ursprünglichen Zweck nicht mehr. Wenn der Klientin dies bewusst wird und sie wahrnimmt, dass es ihr viel besser geht, wenn sie den Kiefer entspannt und die Schultern loslässt, gewinnt sie wieder an Handlungsfreiheit: Sie bestimmt, welches Muster ihr gut tut und welches in welcher Situation angebracht ist.

Warum es sich lohnt, Gewohnheiten zu verändern

Auch erlebe ich häufig, dass bei Gewohnheiten gewisse Körperteile oder Möglichkeiten ausgeblendet sind. Beispielsweise drehen Klienten bei Nackenschmerzen den Kopf ganz schnell und ruckartig, halten den Atem an und blockieren die Schultern und den Rest des Körpers. Dann ist eine Lernmöglichkeit, die Bewegungen in Zeitlupe auszuführen, um wirklich wahrzunehmen, bis wohin die Drehung des Kopfes leicht geht, wann der Punkt kommt, an dem es eine Spannung gibt, bis dann die Grenze überschritten wird und Schmerzen auftreten. Weiter geht es darum wahrzunehmen, dass beim Drehen des Kopfes nicht nur der Nacken in Aktion ist, sondern dass auch die Augen, der Schultergürtel und sogar das Becken sich mitdrehen. Damit der Nacken nicht so viel arbeiten muss, wird diese »Arbeit« der Drehung verteilt. Sonst wären einige Körperteile »im Urlaub«, die anderen könnten in ein Burnout geraten.

Wir haben bei unseren Gewohnheiten auch eine gewisse Vorstellung davon, wie etwas zu sein hat. Ein Beispiel ist der junge Mann mit Rückenschmerzen, von dem ich bereits im ersten Kapitel berichtet habe. In seiner Vorstellung eines geraden Rückens glaubte er, dass er durch Bewegungen als ganze Person seinen Rücken schonen könnte. Es saß jedoch im Hohlkreuz und das bewirkte genau das Gegenteil: eine hohe Anspannung in der Rückenmuskulatur, die noch mehr Schmerzen verursachte und ihn in seiner Beweglichkeit einschränkte.

Merke Es geht bei Feldenkrais genau darum: um die Bewusstwerdung dessen, was wir gerade tun oder denken oder fühlen, und das Erlernen neuer Möglichkeiten, die uns die Handlungsfreiheit schenken, wählen zu können, was gerade am sinnvollsten ist. Der Fokus liegt darauf, beweglicher und flexibler zu werden, dadurch entspannter und gelassener mit Veränderungen umgehen zu lernen. Wie geht es leicht? Wie kann ich etwas noch leichter tun?

Leicht wird es immer dann, wenn wir den Aufwand wie beispielsweise die

Muskelanspannung auf ein Minimum reduzieren, um unser Ziel zu erreichen. Wenn Sie eine Flasche öffnen wollen, brauchen Sie hierfür die Schultern nicht hochzuziehen oder auf die Zähne zu beißen. Wir organisieren uns in uns so, dass wir uns fragen, was es braucht, damit es leicht gehen kann.

Die Feldenkrais-Methode konkret

Sie sehen, bei der Feldenkreis-Methode geht es um ein ständiges Lernen und Erforschen der Möglichkeiten, damit unser Leben leichter wird. Da diese Wege sehr individuell sind und diese Prinzipien im Alltag überall einsetzbar sind, ist die Feldenkrais-Methode sehr vielfältig und individuell. Wir können die Feldenkrais-Methode in jedem Alter einsetzen – etwa zur Optimierung der Bewegungsabläufe bei einem Spitzensportler für noch bessere Ergebnisse, für eine entspanntere Haltung bei einem Musiker und dadurch einen besseren Klang beim Spielen oder für eine optimale Körperwahrnehmung beim Schauspieler und damit ein tieferes Eintauchen in die Rollen. Aber auch im Alltag unterstützt uns die Methode dabei, zu lernen, leichter zu sitzen, zu stehen oder zu gehen oder einen anderen Umgang mit Beschwerden zu finden.

Es gibt zwei Settings in der Feldenkrais-Methode: Zum einen gibt es das Einzelsetting, »Funktionale Integration« (FI) genannt. Hier werden Sie meist passiv von einem Feldenkrais-Practitioner mit meist sehr langsamen und kleinen Bewegungen bewegt, um Ihrem Nervensystem neue Impulse und Möglichkeiten aufzuzeigen. Es geht darum, »Funktionen« zu integrieren, also neue Bewegungsabläufe und Zusammenspiele zwischen Körperteilen, damit ein neues Funktionieren möglich wird.

Zum anderen gibt es ein Gruppensetting, das »ATM« (Awareness Through Movement; Bewusstheit durch Bewegung) genannt wird. Hier werden Sie verbal durch einen Feldenkrais-Practitioner angeleitet, meist auf einer Matte auf dem Boden in Rücken-, Seit- oder Bauchlage, manchmal auch im Sitzen oder Stehen, gewisse Bewegungen zu erkunden und neue Möglichkeiten kennenzulernen. Dadurch ist das Bewusstwerden von Gewohnheiten und Handlungsfreiheiten durch langsame, achtsame Bewegungen möglich.

Feldenkrais geht nie über Grenzen oder in Schmerzen hinein

Warum arbeitet man in der Feldenkrais-Methode mit kleinen und langsamen Bewegungen und geht nicht wie bei anderen Methoden in den Schmerz hinein oder über die Grenzen, zum Beispiel mit Dehnen? Dies ist eine sehr häufige Frage in der Praxis, aber auch von Fachpersonen, weswegen ich sie gerne aufgreifen möchte: Da es darum geht, dass das Nervensystem beziehungsweise wir etwas Neues lernen, um einen anderen Umgang mit Herausforderungen zu entwickeln, kann dies nur gelingen, wenn wir uns wohlfühlen und relativ entspannt sind.

Stellen Sie sich vor, Sie sind in der Schule und haben einen sehr strengen Lehrer. Er fordert, dass Sie die Kommaregeln in zehn Minuten auswendig lernen sollen und dann gleich in einem Test anwenden müssen. Was passiert in Ihrem Körper bei dieser Vorstellung? Vielleicht spüren Sie, dass sich in Ihrem Bauch alles zusammenzieht, Sie nicht mehr frei atmen können, die Zähne aufeinanderbeißen, sich ein Kloß im Hals bildet oder Sie die Fäuste ballen? Unser Nervensystem reagiert bei Druck und Stress sofort mit einer Anspannung und emotionalen Reaktion. Dann sind Sie im »Überlebensmodus«. Entweder, Sie funktionieren nur noch und schaffen es irgendwie, sich selbst auszublenden und sich auf die Aufgabe zu konzentrieren, oder Sie haben ein Blackout und es geht gar nichts mehr. Aber dass Sie nach diesem Test die Kommaregeln später nochmals wiederholen könnten, wird eher nicht der Fall sein. Wenn wir jedoch eine entspannte Lernatmosphäre haben, die uns neugierig macht, wir vielleicht sogar Freude empfinden an dem, was wir lernen, weil unser Interesse geweckt ist, dann lernen wir viel schneller und vor allem nachhaltiger.

Deswegen ist es bei der Feldenkrais-Methode auch so wichtig, dass wir uns möglichst wohl fühlen, damit wir gut lernen können. Gerade bei Schmerzen ist unser Nervensystem sehr schnell in Alarmbereitschaft und wir blockieren aus Angst, dass die Schmerzen zunehmen könnten, und sind so gar nicht offen, neue Möglichkeiten zu erkunden, weil uns die Si-

Spürbare Erfahrung: Das Weber-Fechner'sche Gesetz mit einem Blätterstapel erfahren

Bitte besorgen Sie sich einen Stapel Blätter oder auch ein Blatt und ein Buch. Dann stützen Sie Ihren Ellbogen auf einem Tisch auf, die Handfläche ist deckenwärts gerichtet. Legen Sie ein Blatt auf die Handfläche. Wie viel Gewicht spüren Sie durch dieses eine Blatt? Nehmen Sie es wieder weg. Spüren Sie den Unterschied? Gut! Dann legen Sie den ganzen Stapel Blätter oder das Buch auf die leere Handfläche. Wie fühlt sich das an? Schwerer? Lassen Sie den Stapel Blätter auf der Handfläche und legen Sie dann das einzelne Blatt darauf. Nehmen Sie das Blatt wieder weg. Wie gut spüren Sie jetzt noch den Unterschied durch dieses einzelne Blatt?

cherheit fehlt. Deswegen gehen wir bei der Feldenkrais-Methode nicht in einen Schmerz hinein, denn er versetzt den ganzen Körper in Alarmbereitschaft und Anspannung und verhindert Lösungen.

Merke Nur in einer entspannten Atmosphäre kann unser Nervensystem neue Wege gehen, Neues lernen und integrieren. Dies geschieht durch kleine, achtsame Bewegungen, damit Grenzen gut wahrgenommen werden und der Unterschied einer Veränderung spür- und erlebbar wird.

Wir können kleine Unterschiede viel besser wahrnehmen bei ganz kleinen Bewegungen in entspanntem Zustand als bei großen Bewegungen und hoher Muskelkraft. Gerne möchte ich Ihnen das auch noch veranschaulichen:

Wenn wir mehr Muskelkraft brauchen, um den Stapel Blätter oder das Buch auf der Handfläche zu balancieren, werden wir das eine leichte Blatt vermutlich gar nicht mehr spüren. Ist die Muskulatur jedoch entspannt, nehmen wir auch kleine Veränderungen wie ein einzelnes Blatt auf der Handfläche wahr. Genau dasselbe passiert, wenn wir große, schnelle und ausladende Bewegungen machen. Wir spüren dann die kleinen Bewegungen weniger gut, als wenn wir nur ganz kleine, langsame Bewegungen durchführen. Es geht darum, diese kleinen, langsamen Bewegungen als Bewegungserkundung zur Bewusstmachung von Mustern und Handlungsmöglichkeiten zu nutzen und dann im Alltag schon das normale Tempo zu gehen und nicht alles in Zeitlupe zu tun. Aber um etwas Neues zu lernen, macht es Sinn, dies wirklich langsam und in allen Einzelheiten zu erspüren, bevor wir es dann schnell tun können.

Nun haben Sie bereits einiges über die wichtigsten Prinzipien der Feldenkrais-Methode erfahren. Kommen wir nun zum Zusammenspiel dieser ganzheitlichen Bewegungen und zu ihren seelischen Zusammenhängen.

Der Einfluss der Bewegungen auf die Psyche

Vermutlich haben Sie schon gehört, dass der Körper die Psyche beeinflusst und die Psyche den Körper. Doch was bedeutet dies konkret für unser Gesundheits-Tandem?

Jeder Gedanke löst körperliche Reaktionen aus – ob wir dies wollen oder nicht! Unser Gehirn kann nicht unterscheiden, ob ein Gedanke der Realität entspricht oder reine Fantasie und Vorstellung ist. Dadurch handhabt unser Gehirn alle Gedanken als gleich wahr und versucht, bestmöglich darauf zu reagieren und den Körper auf die Situation vorzubereiten.

Wie die Psyche den Körper beeinflusst

Wie können wir uns die Wechselwirkung vorstellen, ohne gleich ein Psychologiestudium zu absolvieren? Stellen Sie sich bitte eine Zitrone vor. Eine richtig leuchtend gelbe Zitrone. Sie nehmen Sie in Ihre Hände und riechen daran. Vielleicht können Sie bereits den zitronigen Geruch wahrnehmen? Dann schneiden Sie die Zitrone in Scheiben. Sie sehen, wie ein paar Tröpfchen beim Aufschneiden in alle Richtungen spritzen. Dann halbieren Sie eine Scheibe, führen sie langsam an Ihre Lippen, nehmen den süßsäuerlichen Geruch wahr, öffnen Ihren Mund und beißen in die Zitrone. Sie nehmen wahr, wie sich die Säure in Ihrem Mundraum verteilt und Ihr Mund sich zusammenzieht.

Spüren Sie den Speichelfluss oder haben Sie Ihr Gesicht verzogen bei der lebhaften Vorstellung der Zitrone? Genau das ist gemeint mit dem Einfluss der Psyche auf den Körper! Obwohl nirgendwo eine Zitrone zu sehen war, löste rein die Vorstellung körperliche Reaktionen aus.

Nun denken wir das Ganze noch etwas weiter: Wenn allein solche Gedanken an eine Zitrone körperlich so viel bewirken können, wie ist es denn mit Gedanken an unsere To-do-Listen bereits beim Aufstehen? Oder wenn wir uns Sorgen machen? Geschweige denn bei katastrophisierenden Gedanken? Unser Körper versucht, für alle Situationen die richtigen »Hilfsmittel« bereitzustellen in Form von Hormonen, Sauerstoffzufuhr, Muskelanspannung etc., um diese Situationen gut zu meistern.

Die Wechselwirkung von Körper und Psyche

Doch was das Gehirn nicht kann: Es kann nicht zwischen Realität und Fantasie unterscheiden. Gedanken und Vorstellungen können somit eine große Ressource sein oder uns sogar krank machen! Wenn wir uns tagtäglich in Erinnerung rufen, was wir alles noch tun müssen, dann wird die Muskelanspannung steigen und die Atmung, der Herzschlag und der Puls werden sich beschleunigen, um diese Situationen möglichst aktiv bewältigen zu können. Wenn diese Aktivierung über längere Zeit läuft, dann kann der Körper nach der vermeintlichen Gefahr, also nach der Stresssituation, nicht mehr herunterfahren und läuft weiter auf Hochtouren. Das Resultat: Wir werden krank. Dies kann sich durch Depressionen und

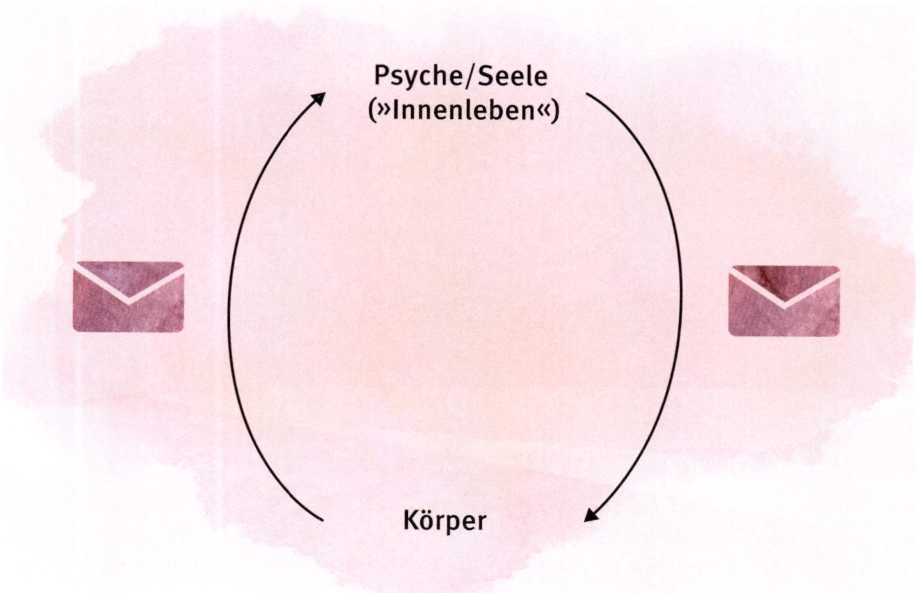

Burnout, Ängste oder psychosomatische Beschwerden äußern. Hierzu gibt es viele eindrückliche Studien und Fallbeispiele aus der Psychoneuroimmunologie und Forschungen von Prof. Christian Schubert (Universität Innsbruck)[2].

Denken beeinflusst auch Genesungsprozesse

Es gibt mittlerweile viele Beispiele von »magischen« Genesungsprozessen. Wenn unsere Gedanken und die Psyche auf das Wunschresultat fokussiert sind, kann es zu so genannten »Wunderheilungen« kommen. So können beispielsweise Knochenbrüche viel schneller verheilen als medizinisch eigentlich angenommen. In den Fällen, die ich persönlich kenne, waren dies betroffene Menschen mit einer relativ positiven Lebenseinstellung, nach dem Motto »Alles was passiert, hat seinen Grund, auch wenn ich ihn grad nicht verstehe oder er sehr unangenehm ist ...«. Sie stellten sich täglich vor, wie der Knochen wieder zusammenwächst. Die Resultate waren wirklich beeindruckend! Einige spannende Forschungsresultate zur Vorstellung und deren Effekt auf das psychische und körperliche Wohlbefinden und die Gesundheit finden Sie beispielsweise bei Joe Dispenza.[3]

Bleiben wir doch noch bei den stresserzeugenden To-do-Listen. Unser Körper reagiert also über das Nervensystem auf unsere Gedanken und Bewertungen, auf unsere Vorstellungen und Interpretationen, die gewisse Gefühle auslösen. Typische Stressreaktionen sind beispielsweise, den Kiefer anzuspannen, auf die Zähne zu beißen, Zähneknirschen in der Nacht, manchmal auch die Lippen zusammenzukneifen, die Schultern hochzuziehen, die Fäuste zu ballen, die Finger anzuspannen und die Oberschenkel anzuspannen bis zu einer erhöhten Spannung der Zehen, also die Zehen zu krallen oder nach oben auszurichten. Auch die Haltung verändert sich: Vielleicht möchten wir am liebsten fliehen oder uns verstecken, ziehen den Kopf ein, die Schultern hoch und kommen in eine gebeugte Haltung. Oder wir sind zum »Kampf« bereit, richten uns mit Muskelkraft auf, spannen alles an und atmen ganz flach, um angreifen zu können. Kommen Ihnen die einen oder anderen körperlichen Auswirkungen bekannt vor?

Bleibende Stressmuster verursachen bleibende Symptome

Diese körperlichen Reaktionen sind völlig normal bei Stress und anderen »Gefahren« und auch wichtig fürs Überleben. Mitunter kann es aber passieren, dass wir in einem solchen Haltungsmuster bleiben, ohne es zu merken, auch wenn die Stresssituation vorüber ist. Dann sind die Schultern auch nach dem Stressereignis immer noch nach oben gezogen. Dies führt einerseits zu Verspannungen, weil die hochgezogenen Schultern viel Muskelkraft und Energie brauchen, aber keinen Zweck mehr erfüllen und schmerzen. Andererseits wird so über das Nervensystem kontinuierlich weiter ein Impuls ans Gehirn weitergeleitet, dass die Gefahr, also der Stress, noch nicht vorüber ist, weil die Atmung immer noch oberflächlich ist und die Schultern hochgezogen sind. Die Konsequenz? Wenn Sie verspannt sind oder gar Schmerzen haben, dann wissen Sie aus eigener Erfahrung, was es mit der Stimmung und unseren Gedanken macht: Wir sind auf die Schmerzen fokussiert und beginnen vielleicht, uns noch mehr anzuspannen, »auf die Zähne zu beißen« oder zu klagen, und sind gereizt und launisch. Manchmal wissen wir gar nicht recht, warum wir eigentlich gereizt sind, vor allem, wenn Stress und Schmerzen schon eine Zeit lang vorhanden sind.

Erinnern wir uns an das Fallbeispiel des jungen Mannes mit den Rückenschmerzen, der keine Perspektive mehr in seinem Leben sah und auch alles ablehnte. Als er die Beweglichkeit in der Wirbelsäule zurückgewonnen hatte, konnte sich auch seine Psyche aus dem starren Muster und vom »Tunnelblick« befreien und wieder offen werden für andere Entscheidungsmöglichkeiten.

Was wir den lieben langen Tag denken ...

Laut Studien denken wir bis zu 70 000 Gedanken pro Tag![4] Hätten Sie das gedacht? Viele Gedanken sind so automatisch, dass wir sie gar nicht bewusst wahrnehmen. Doch manchmal täte es uns gut, auch hier unseren Autopiloten mal etwas kritischer zu betrachten und uns bewusst zu werden, was wir eigentlich den ganzen Tag denken – zumal Sie jetzt wissen, wie sehr Gedanken und Vorstellungen unseren Körper beeinflussen!

Viele Menschen sind überrascht zu sehen, wie viele Gedanken sich in zwei Minuten angesammelt haben. Und stellen Sie sich vor, dass ein Tag etwas länger als zwei Minuten geht – wie viele Gedanken

Spürbares Erlebnis: Was geht mir eigentlich durch den Kopf?

Nehmen Sie sich bitte einige leere Blätter Papier und einen Stift zur Hand und stellen Sie Ihren Handywecker oder die Küchenuhr auf zwei Minuten. Schreiben Sie ungefiltert alles auf, was Ihnen durch den Kopf geht! Das können teils angefangene Sätze sein, Gedankensprünge oder auch, dass Sie denken, dass Sie gar nicht wissen, was Sie denken – auch das ist schon ein Gedanke. Schreiben Sie wirklich alles auf!

70 000 pro Tag dann sind! Und viele Gedanken sind Gewohnheiten, also denken wir immer wieder dasselbe. In diesem Zusammenhang möchte ich Ihnen einen kleinen Rat geben:

» *Glaube nicht alles, was du denkst!*[5] «
Katie, 2013

Wie oft passiert es, dass wir uns unsere eigene Wahrheit und Welt konstruieren? Dabei kann es schnell zu Missverständnissen kommen, wenn wir von unseren eigenen Erfahrungen und Interpretationen ausgehen. Stellen Sie sich vor, dass Herr X. gerne eine Weltreise machen würde. Nun hat er aber von seinen Eltern und seinem Umfeld gelernt, dass man hart arbeiten muss für sein Geld – und sich voll für seine Kunden einsetzen soll, am besten 24 Stunden erreichbar sein sollte und Ferien etwas für Angeber sind. Er hat jedoch schon lange den Wunsch, eine Weltreise zu machen, und spielt nun mit dem Gedanken, den Chef nach unbezahltem Urlaub zu fragen. Doch was, wenn dieser Nein sagt? Kürzlich hatte er schon so eine abschätzige Bemerkung gemacht über alle, die nur Teilzeit arbeiten wollen. Und hatte er letzte Woche Herrn X. nicht auch schon so kritisch angeschaut, als er nach einer kurzen Krankheitsphase wieder bei der Arbeit erschien? Er hatte gewiss etwas gegen seine Urlaubspläne und würde ihn dann entlassen. Er würde jemanden einstellen, der 24 Stunden für seinen Job brennen und sich sicherlich nicht anmaßen würde, nach unbezahltem Urlaub zu fragen. Der Chef bittet Herrn X. am Nachmittag in sein Büro und fragt ihn, was denn los sei? Er antwortet ärgerlich: »Ist ja wohl klar, dass Sie mich entlassen werden! Aber bevor Sie dies tun, kündige ich schon selbst und lasse mir meinen Traumurlaub nicht von Ihnen vermiesen!« Der Chef schaut ihn völlig irritiert an. Er wollte ihn eigentlich fragen, wie es ihm nach seiner Krankheit gehe und ob er ihn unterstützen könne …

Unser Körpergedächtnis möchte seine Geschichte erzählen

Und noch etwas ist im Zusammenhang zwischen Körper und Psyche sehr spannend: Wenn wir über das Nervensystem und kleinste Bewegungen wie in der Feldenkrais-Methode arbeiten, kann es sein, dass auch psychische Themen wieder hochkommen können, die im Körper abgespeichert sind.

Sie können sich das so vorstellen: Alles, was Sie erleben und fühlen, ist in einer Art Körpergedächtnis abgespeichert. Viele Dinge nehmen wir gar nicht bewusst wahr – sie sind aber »verankert«. So war dies auch bei einer Klientin (45), die unter Depressionen und einer recht ausgeprägten Vergesslichkeit und Verwirrtheit litt. Teilweise wusste sie nicht mehr, wo sie ihr Auto geparkt hatte oder ob sie zu Fuß unterwegs gewesen war. Weiter passierten ihr laufend Missgeschicke und Unfälle und sie hatte viele unterschiedliche körperliche Beschwerden, die dauernd wechselten, und sie verzweifelte schier an ihren Symptomen. In Gesprächen drehten wir uns im Kreis und fanden wenig hilfreiche Ansatzpunkte für mögliche Lösungswege aus ihrem Dilemma. So fing ich an, mit ganzheitlichen Bewegungen der Feldenkrais-Methode zu arbeiten. Als sie die Aufmerksamkeit auf sich richtete, ihren Körper wieder spürte, wurde sie ruhiger, viel klarer in sich und in der Sprache und konnte über Situationen nachdenken. Mit der Zeit ahnte sie deutlicher, wann sie den Kontakt zu sich verloren hatte und seit wann sie versucht hatte, Situationen mit dem Kopf zu lösen. Ihre Gedanken sprangen zunächst weiterhin wie Gummibälle wild durcheinander und veranstalteten laufend ein inneres Chaos. Die bewusste Körperwahrnehmung half ihr, sich aus den Gedankensprüngen zu befreien und wieder mit sich in Kontakt und zur Ruhe zu kommen. So nahmen auch nach und nach ihre »Unfälle« ab. Doch ihre Vergesslichkeit und die innere Unruhe blieben in ihr »verankert« – wenn auch in einem geringeren Ausmaß und besser handhabbar für sie.

Eines Tages kam sie in eine Stunde und konnte wegen Hüftschmerzen ohne ersichtlichen Grund fast nicht mehr gehen. Ich leitete sie zu sanften Bewegungen über die Knie und Verbindung zum Hüftgelenk an, um herauszufinden, in welche Richtung es leicht ging und Bewegung möglich war. Wir überlegten, was sie am Gehen hinderte und schmerzte und was vielleicht gesehen werden möchte. Dabei tauchte bei ihr plötzlich ein Bild einer längst vergessenen Grenzüberschreitung auf. Scheinbar aus dem Nichts! Ihr Körpergedächtnis hatte sich gemeldet und mitgeteilt, worum es ging: So konnte ihr Körper nochmals seine Geschichte erzählen, die er abgespeichert und tief in sich verankert hatte. Was wir damit machten? Nichts weiter, als den Zusammenhang wahrzunehmen und zu würdigen. Kurze Zeit später stand sie auf und konnte wieder ganz normal gehen – ihre Hüftschmerzen waren komplett verschwunden! Interessanterweise war sie danach auch gedanklich völlig geordnet und klar – eine wichtige Geschichte der Psyche im Körper konnte aufgelöst werden.

Ich möchte damit nicht sagen, dass es immer so leicht geht wie in diesem Praxisbeispiel, aber Ihnen auf dem Weg nochmals verdeutlichen, wie eng Bewegungen und das Körpergedächtnis mit der Seele verknüpft sind und was alles möglich werden kann, wenn wir dem Körper durch ganzheitliche Bewegungen und Zuhören die Möglichkeit geben, seine »Geschichte« zu erzählen. Diese Aufmerksamkeit hilft ihm, Dinge wie Schmerzen oder Spannungen loszulassen, wieder in die Kraft, Klarheit und Leichtigkeit zu kommen und mit Freude und Energie auf dem Gesundheits-Tandem kräftig mitzustrampeln!

Merke Häufig erzählt der Körper »seine Geschichte«, wenn wir ihm zuhören und dem Körpergedächtnis durch aufmerksames Zuhören und sanfte, kleine Bewegungen Raum geben.

Zusammenhänge zwischen Körper, Befindlichkeit und Gedächtnis

Um dieses Zusammenspiel im Fallbeispiel zu untermauern, möchte ich Ihnen zwei interessante Forschungsergebnisse präsentieren:

Das Lächeln! Forscher haben herausgefunden, wie wir uns helfen können, wenn die Stimmung gerade nicht so gut ist. Halten Sie einige Minuten einen Stift so im Mund, dass die Enden jeweils in den Mundwinkeln rechts und links liegen, die Mundwinkel sollten nach oben gerichtet sein. Dann wird über das Nervensystem der Impuls ans Gehirn weitergeleitet, dass alles in bester Ordnung ist und wir fröhlich sind. Die Stimmung hellt sich auf.[6] Wenn wir uns dabei noch selbst im Spiegel beobachten oder es mit einem Gegenüber machen, wird es noch komischer und gleichzeitig lustiger. Dies als Extratipp aus eigener Erfahrung. Gut zu wissen, oder?

Körperhaltung Forschungen von Prof. Johannes Michalak (Universität Witten/Herdecke) zu Gangart und Körperhaltung im Zusammenhang mit depressiver Symptomatik zeigen sehr deutlich, dass eine Wechselwirkung zwischen Körper und Psyche vorhanden ist. Was die Abbildung auf S. 32 sehr schön veranschaulicht, konnte auch er in seinen Studien nachweisen.

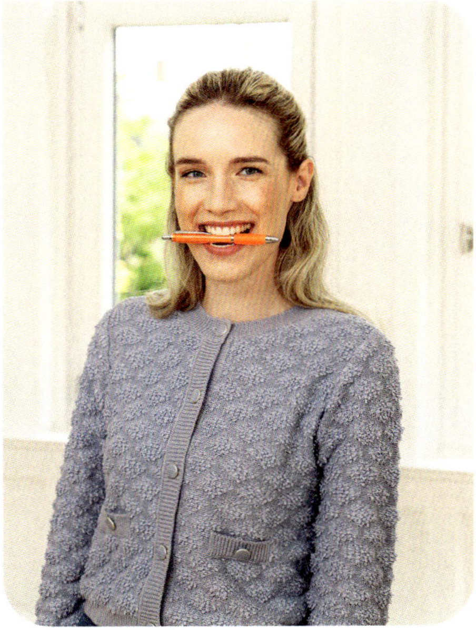

Lächeln mit Stift beeinflusst die Stimmung und Befindlichkeit

Einerseits konnten Michalak und sein Forscherteam nachweisen, dass bereits 15 Minuten in einer gebeugten Haltung einen signifikanten Einfluss auf das emotionale Gedächtnis haben.[7] Gesunde Teilnehmer mussten überraschend einen Gedächtnistest absolvieren und sich mit vorgegebenen Wörtern vor dem inneren Auge eine Szene vorstellen. Dann mussten sie eine aufrechte oder zusammengesunkene Körperhaltung einnehmen. Danach mussten sie sich an die Wörter erinnern. Es fiel auf, dass die Probandengruppe, die in aufrechter Körperhaltung gesessen hatte, sich an etwa gleich viele positive und negativ besetzte Wörter erinnerte, während die Probandengruppe in der gebeugten Haltung signifikant mehr Wörter aus dem emotional negativen Spektrum erinnerte! Wenn wir dies nun auf unseren Alltag übertragen und uns umschauen, wie viele Menschen in gebeugter Haltung vor dem Computer sitzen oder aufs Handy schauen …

Weiter wollte das Forscherteam rund um Michalak herausfinden, ob Menschen mit einer depressiven Symptomatik sich anders bewegen und gehen als Menschen ohne Depressionen. Also, ob die Psyche einen direkten Einfluss auf die Haltung und das Gangbild hat. Dies konnte ebenfalls bestätigt werden: Depressive Menschen wiesen ein spezifisches Gangbild auf. Sie liefen langsamer und gebeugter, machten weniger Armbewegungen und schwankten stärker seitlich, indem sie das Gewicht von einem auf den anderen Fuß verlagerten, was dazu führte, dass der Kopf durch die Gewichtsverlagerung nach rechts und links schwankte. Sie hatten also keine Drehung in der Wirbelsäule und keinen sogenannten Kreuzgang, bei dem der Kopf beim Gehen in der Mitte bleibt und man so im Gleichgewicht bleibt.[8]

Nun war jedoch auch noch der Umkehrschluss offen: Werden gesunde Proban-

Wie die Haltung unsere Stimmung beeinflusst

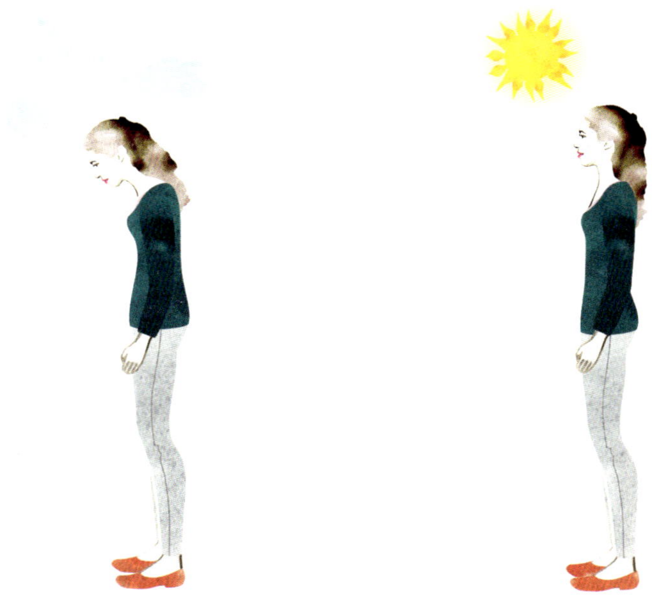

den durch ein »depressives Gangbild« psychisch beeinflusst? Hierzu ließ Michalak eine Hälfte einer gesunden Probandengruppe durch ein computerisiertes Gang-Feedback depressiver als normal laufen, die andere Gruppe fröhlicher als normal. Vorher hatten sie wieder Wörter vorgelegt bekommen, die emotional positiv und negativ besetzt waren. Das Resultat beim Gedächtnistest danach? Auch hier erinnerten sich die gesunden Probanden, die »depressiv gelaufen« waren, an einen größeren Anteil negativer Wörter als die Probanden, die fröhlich gelaufen waren. Das Gangmuster beeinflusst also unser emotionales Gedächtnis.

Merke Diese Studienergebnisse deuten darauf hin, dass wir unsere Stimmung und unser Gedächtnis durch unsere Körperhaltung und die Art, wie wir gehen, signifikant positiv beeinflussen können und unserer Seele damit etwas Gutes tun können!

Viele Therapeuten berichten, dass Klienten völlig verspannt zu ihnen kommen, gereizt und gestresst sind, nur von Negativem berichten. Können sie jedoch mithilfe einer Massage oder Körperbehandlung entspannen, werden auch die Gesprächsthemen positiver, optimistischer und »gelöster«. Vielleicht haben Sie das bei sich selbst auch schon beobachtet?

Merke Die ganzheitlichen Bewegungen der Feldenkrais-Methode helfen Ihnen, Skelett, Faszien, Muskeln und Nervensystem miteinander zu koordinieren, sodass sie eine Einheit ergeben. Diese Einheit wirkt sich dann durch ein Gefühl der Verbundenheit, ein Sich-Wohlfühlen und Gesund-Sein auf psychischer Ebene aus. Was Sie selbst konkret dazu beitragen können, werden Sie im Übungsteil (Seite 53) erfahren.

Unter der Lupe: Was ist die Psyche?

Vielleicht haben Sie sich schon mal die Frage gestellt, was denn mit »Psyche« genau gemeint ist? Und was die Seele ist? Mit diesen beiden Begriffen und Definitionsfragen allein könnte man Bücher füllen! Es gibt so viele unterschiedliche Erklärungsansätze dafür: religiöse, philosophische, wissenschaftliche …

Definition von Psyche und Seele in diesem Buch

Wenn Sie einverstanden sind, dann möchte ich mich auf die praxisrelevanten Punkte für Sie und Ihr Verständnis als Coach unseres Gesundheits-Tandems beschränken: Der Einfachheit halber unterscheiden wir in diesem Buch nicht zwischen Seele und Psyche. Ganz salopp ausgedrückt, ist mit »Psyche« das gesamte Innenleben eines Menschen gemeint: Gedanken, Gefühle, Handlungsimpulse, Vorstellungen, Erfahrungen, Körperwahrnehmungen, Bedürfnisse – alles, was in uns wahrnehmbar ist und

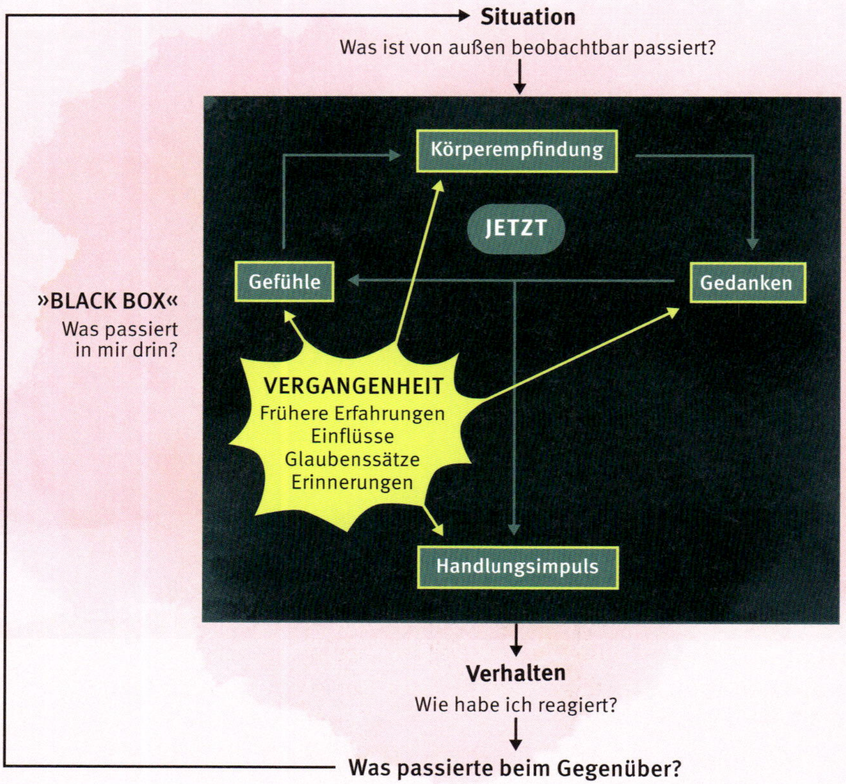

Die »Black Box«

in uns »lebt«, uns bewegt und manchmal auch schwer in Worte zu fassen ist.

Die Psyche als »Black Box«

Gerne möchte ich Ihnen in dem Zusammenhang eine Vorstellung unserer Psyche als einer »Black Box« mitgeben.

Stellen Sie sich vor, Sie gehen die Straße entlang und sehen jemanden, den Sie kennen. Diese Person schaut Sie kurz an und dann weg, ohne ein Wort zu sagen. Das wäre die Situation, die von außen objektiv beobachtbar wäre. Wenn ich Ihnen jetzt die Frage stelle, was das bei Ihnen auslöst, dann sind wir in Ihrer »Black Box«, in der Psyche, angelangt. Eine Black Box beim Flugzeug zeichnet alles auf, was passiert, um diese Daten potenziell zu analysieren, wenn etwas nicht nach Plan gelaufen ist.

Unsere Black Box zeichnet ebenfalls alles unbewusst auf und speichert es im Körpergedächtnis und im Unbewussten ab. Was wir jedoch tun können, um Ansatzpunkte zu finden, was unserer Seele guttut, ist, unsere Black Box ab und an zu öffnen und etwas genauer hinzuschauen, was in uns drin gerade geschieht.

Innere Filter beeinflussen unsere Gefühle und Handlungen

Kommen wir zurück zu unserem Beispiel mit der Begegnung auf der Straße: Je nachdem, was Sie an früheren Erfahrungen, Erinnerungen und vergangenen Bewertungen ähnlicher Situationen abgespeichert haben, wird Ihre Black Box diese Situation etwas anders registrieren und filtern. Nehmen wir einmal an, Sie mögen diese Person, hatten bereits sehr gute Gespräche und sind selbst ebenfalls gerade gut gelaunt und entspannt. Dann werden Sie sich womöglich denken: »Oh, er war wahrscheinlich so in Gedanken versunken und hat mich einfach nicht gesehen!« Die Körperempfindung wäre dann dementsprechend weiterhin entspannt, eine ruhige, tiefe Nasenatmung, entspannte Gesichtszüge, vielleicht ein Schulterzucken. Der dazugehörige Handlungsimpuls, also das, was Sie am liebsten gerade tun möchten, könnte sein, dass Sie Ihren Weg beschwingt fortsetzen. Aus diesen drei Elementen »Gedanken«, »Körperempfindung« und »Handlungsimpuls« ergibt sich das Gefühl. Dies könnte in dem Falle Gelassenheit sein.

Aus diesem Kreislauf entsteht dann das Verhalten und die Handlung, die man von außen wieder beobachten kann: Einfach weitergehen und tun, was man tun wollte.

Tragen wir jedoch aufgrund früherer Erlebnisse den inneren Filter von Unzufriedenheit wie eine Brille vor unserem inneren Auge, dann nehmen wir vielleicht Dinge schnell persönlich. Dies könnte dann Ärger darüber aktivieren, was er sich einbildet, nicht zu grüßen, bis hin dazu, nach Hause zu gehen und sich weinend ins Bett zurückzuziehen. Das erste Verhaltensbeispiel würde auf der psychischen Ebene von Gedanken begleitet werden wie »Nie werde ich gesehen! Schon wieder ignoriert er mich! Was hat der eigentlich das Gefühl, wer er ist, so mit mir umzugehen?!«. Auf der körperlichen Ebene könnte es Körperempfindungen wie Auf-die-Zähne-Beißen, einen roten Kopf und geballte Fäuste zur Folge haben. Der Handlungsimpuls wäre dann zum Beispiel, ihn am liebsten anzuschreien, was aber nicht heißt, dass man das täte.

Beim zweiten Beispiel könnte es sein, dass wir körperlich ein Engegefühl in der Brust wahrnehmen, in eine gebeugte Körperhaltung kommen, den Blick senken, die Schultern nach vorne ziehen, den Gang verlangsamen und die Mundwinkel nach unten ziehen. Dies von Gedanken begleitet wie »Nie werde ich gesehen! Warum sollte er mich auch sehen – ich bin ja eh für niemanden wichtig und geliebt werde ich erst recht nicht – außer ich leiste etwas. Solange ich für andere da bin, dann bin ich wichtig und geliebt, aber dass jemand freiwillig mir seine Aufmerksamkeit schenken würde, das passiert eh nie. Ich bin einfach eine graue Maus und kann eh nichts daran ändern.« Dies kann zu einem Gefühl von Selbstmitleid, Traurigkeit und Enttäuschung führen und den Handlungsimpuls auslösen, sich zurückzuziehen und den Tag als »gelaufen« abzuhaken.

Wir sehen also an den Beispielen, dass die Psyche bei jedem Menschen, je nach Erfahrungen, Grundstimmung und eigenen gewohnten Mustern von Gedankengängen und Einschätzungen der Situationen und damit der subjektiven Wahrnehmung, dieselbe Situation ganz anders auffassen kann. Dies geschieht blitzartig und vielfach durch den Autopiloten meist unbewusst. Hier erkennt man dann auch, welche Menschen besser mit Herausforderungen umgehen können als andere und mehr »Resilienz«, also Widerstandskraft, entwickeln als andere.

Merke Dieser permanente Prozess des Abspeicherns neuer Erfahrungen hat im Alltag einen großen Einfluss auf unsere Gewohnheiten, unsere Grundhaltung und unsere Grundeinstellungen, eben, wie man die Welt sieht. Daher lohnt es sich, sich in Situationen, in denen es uns schlagartig schlecht geht, einmal zu fragen, was da gerade in uns passiert.

Dann lässt sich der Autopilot unterbrechen und man kann sich fragen, was einem jetzt gerade guttun würde. Denn wenn uns bewusstwird, dass sich im »Innenleben« gerade etwas in eine Richtung bewegt, die uns nicht gefällt und die vor allem nicht situationsangemessen ist, zum Beispiel, sich den ganzen Tag vermiesen zu lassen von der Annahme, dass der andere uns absichtlich nicht gegrüßt hat, können wir für uns prüfen, was uns und unserer Seele gerade guttun würde.

So unterbrechen wir die Entwicklung von unguten Gewohnheiten. Wir bahnen unser Gehirn neu in eine positive Richtung, die uns guttut. Viele Ansätze gehen über das Denken und die Veränderung von solchen Denkmustern, die uns daran hindern, dass es uns gut gehen kann. Dies kann sehr heilsam und hilfreich sein. Doch manchmal ist jemand so tief in diese Gedankenmuster verstrickt und glaubt ihnen – weswegen sie auch »Glaubenssätze« genannt werden, also Sätze, die wir einfach glauben, ohne sie zu hinterfragen –, dass es schwierig ist, über Worte eine Veränderung zu erzielen.

Merke Um im Gehirn etwas zu verändern, kann auch hier wieder der Gang über den Körper helfen. Moshé Feldenkrais sagte einmal, dass er nicht nur gerne bewegliche Körper haben wolle, sondern auch bewegliche Gehirne.

Das Zusammenspiel fördern

Erfahren Sie, wie der Nervus vagus Ihr Gesundheits-Tandem gezielt unterstützt und wie Sie als Coach das Zusammenspiel von Körper und Psyche im Alltag fördern können.

Nun haben Sie bereits einiges über Ihr Gesundheits-Tandem Körper und Psyche erfahren. Damit die beiden bestmöglich von Ihnen als Coach unterstützt werden können, ist es nun in einem nächsten Schritt wichtig für Sie zu wissen, wo sich mögliche Ansatzpunkte befinden, um das Zusammenspiel zu fördern und so Ihr Team in den Trainings sinnvoll auf mögliche Herausforderungen während des Rennens vorzubereiten.

Kommen wir nochmals zurück zur »Black Box« (Seite 34): Wie Sie bereits wissen, gibt es nicht nur Gewohnheiten auf der körperlichen, sondern auch auf der psychischen Ebene. Gerne möchte ich Ihnen hier einige Ideen-Impulse geben, wie Sie die Psyche im Alltag unterstützen können, was wiederum das Zusammenspiel mit dem Körper fördert.

Regelmäßige Pausen

Stellen Sie am besten einen Handywecker oder terminieren Sie sich die Pausen mit Alarm in Ihrem Kalender, um wirklich daran zu denken! Und machen Sie sie auch tatsächlich – nehmen Sie die Pausen so ernst wie ein Meeting mit einem wichtigen Kunden! Unser Nervensystem und unsere Psyche brauchen diese Momente ohne Reize, um die vielen Tageseindrücke verarbeiten zu können. Wenn Sie tagsüber Pausen einbauen, dann gibt es in der Nacht weniger zu verarbeiten und Sie werden dadurch auch besser schlafen.

»Richtige« Pausen gestalten

Doch wie gestalte ich eine Pause wirklich als Pause? Sorgen Sie dafür, dass Sie in dieser Pause nicht gestört werden. Störfaktor Nr. 1 ist für viele die bimmelnde Mailbox und das Handy. Deswegen: Handy weg! Weder Mails noch soziale Plattformen checken oder gamen, also keine neuen Informationsreize setzen. Wenn Sie die Augen schließen, sind etwa 70 Prozent der Wahrnehmung ausgeschaltet und Sie senden dem Gehirn das Signal, dass keine Gefahr da und Schlafens-/Entspannungszeit ist. Die Pausen dienen auch dem Innehalten. Sie können sich die Fragen stellen:

- Wie geht es mir gerade?
- Was würde mir gerade guttun?

Dadurch können Sie Ihre Pausen genau so gestalten, wie Sie sie gerade benötigen – indem Sie mit sich in Kontakt kommen und nicht von Nachrichten, Informationen, To-do-Listen, anderen Menschen oder der Elektronik abgelenkt werden. Vielleicht spüren Sie, dass Sie eigentlich schon lange auf die Toilette gehen sollten oder Durst haben? Oder Sie bemerken, dass Sie verspannt sind und den Impuls haben, sich zu bewegen? Oder dass Sie gar nicht mehr produktiv waren, weil sie eigentlich müde sind und sich im Kopf mit all dem noch mehr stressen, was noch nicht erledigt ist? Vielleicht haben Sie auch den Impuls, einfach ins Grüne zu schauen, ein paar tiefe Atemzüge zu nehmen oder eine längere Pause einzubauen und einen kurzen Spaziergang im nahe gelegenen Park mit dem Mittagessen zu verbinden? Lernen Sie sich und Ihre Gewohnheiten durch das Innehalten in den Pausen neu kennen, damit Sie dementsprechend Pausen machen können, die für Sie wirklich erholsam sind und Ihnen guttun.

Gefühle wahrnehmen und regulieren

Falls Sie Situationen erleben, in denen Sie plötzlich ärgerlich, genervt oder total erschöpft sind oder sonst ein starkes Gefühl wahrnehmen und nicht wissen, was gerade los ist mit Ihnen, kann es sich lohnen, dass Sie nochmals innerlich die »Black Box« (Seite 34) abrufen:

- Situation: Was ist gerade passiert, bevor ich diese Gefühle wahrgenommen hatte? War ich allein oder mit anderen zusammen? Was konnte man von außen beobachten? Beschreiben Sie die Situation so, wie es ein Filmregisseur tun würde, um Schauspieler zu instruieren, die die Szene darstellen sollen.
- Körperempfindungen: Wie fühle ich mich? Wie atme ich? Welche Körperhaltung habe ich? Welche Mimik und Gestik? Was passiert innerlich? Kribbelt es irgendwo, ist mir heiß oder kalt? Schnürt es mir irgendwo etwas zu oder krampft es an einer Stelle?
- Handlungsimpuls: Was hätte ich am liebsten gerade in der Situation oder jetzt getan?
- Gedanken/Interpretationen/Bewertungen: Was geht mir durch den Kopf,

wenn ich an die Situation denke? Welche Bilder tauchen auf? Verknüpfe ich die Situation mit vergangenen Erfahrungen (»Oh nein, nicht schon wieder!«, »Hoffentlich passiert jetzt nicht wieder dasselbe wie damals ...«, »Typisch! Immer ...«)? Wenn Assoziationen auftauchen oder auch Glaubenssätze, sind diese häufig verknüpft mit Wörtern wie »immer«, »nie«, »alles«, »nichts«, »dauernd«. Hier können Ihre Alarmglocken schon mal läuten. Hier liegt eine »Brücke« zur Vergangenheit und zu anderen Erfahrungen oder Glaubenssätzen wie ein Filter über der Wahrnehmung.
- Verhalten: Wie habe ich reagiert?

Die »Black Box« mal wie einen Film in Zeitlupe durchzugehen, kann manchmal schon sehr viel Klarheit darüber bringen, worum es in einer Situation wirklich ging und warum es Ihnen jetzt geht, wie es Ihnen geht. Wenn unsere Psyche eine Erklärung hat und ein Ereignis und eine Stimmung einordnen kann, kann sich diese vielfach schon auflösen, weil sie wahrgenommen wurde.

Wahrnehmen, was gerade ist

Sie können auch eine »Kurzform« der Black Box anwenden, die unter dem Trendwort »Achtsamkeit« gehandhabt wird: Wahrnehmen, was gerade ist, ohne es zu bewerten. Das klingt sehr einfach, ist es aber nicht. Wir nehmen mit allen Sinnen wahr, was gerade da ist im Hier und Jetzt. Ein kleines Beispiel: »Ah, jetzt bin ich mit den Gedanken gerade bei Aufgabe XY und spüre, dass ich nur noch oberflächlich atme. Es taucht der Impuls auf, mich abzulenken und den 10. Kaffee zu holen. Ich ärgere mich über mich selbst, dass ich die Aufgabe wieder herausschieben möchte. Ich nehme wahr, dass ich mich gerade ärgere, und spüre dies vor allem am Zähneaufeinanderpressen und Stirnrunzeln.« Genau das meint »wahrnehmen, ohne zu bewerten«.

Auch wenn wir Ärger wahrnehmen oder dann der Gedanke kommt: »Oh, jetzt bin ich ärgerlich – das darf ich doch nicht!«, ist dies eine Form der Achtsamkeit. Wir bemerken, was in uns passiert, dass wir vielleicht den Ärger loswerden möchten, und nehmen diesen Impuls wahr, ohne etwas verändern zu wollen.

Darum geht es: wahrnehmen, was gerade ist – ohne es zu bewerten oder verändern zu wollen! Das kann vielfach schon viel Ordnung und Klarheit durch die Verbindung mit dem Hier und Jetzt bringen und Kopf und Nervensystem helfen, sich zu entspannen, weil wir es einordnen können und wir etwas tun können: nämlich wahrnehmen, was gerade ist.

Die inneren Anteile mit Gewohnheiten und deren Stellenbeschreibung

Ein humorvoller Weg kann auch sein, dass wir gewissen Anteilen in uns mit gewissen Gewohnheiten, die nicht so hilfreich sind – zum Beispiel dem »inneren Kritiker«, wenn dieser zu stark kritisiert –, einen Namen geben und ihm/ihr eine genaue »Stellenbeschreibung« geben, was er oder sie zu tun und was zu unterlassen hat.

Nennen wir den inneren Kritiker mal »Hanspeter« (falls Sie zufällig Hanspeter heißen sollten, suchen Sie sich bitte einen anderen Namen und nehmen Sie diesen bitte nicht!). Wenn wir uns wieder mal niedergeschlagen fühlen, denken, alles falsch gemacht und versagt zu haben, können wir zum Beispiel folgendes tun: »Na, Hanspeter, hast du wieder mal übereifrig deinen Job gemacht? Danke, dass du mich auf die Gefahren aufmerksam gemacht hast, aber das nächste Mal möchte ich, dass du mich einfach kurz anstupst und dann mal still bist und mich machen lässt. Das reicht komplett!«

Bei vielen Klienten in der Praxis hatte dies einen wundervollen Effekt und schwierige Gewohnheiten ließen sich auf psychischer Ebene besser einordnen. Damit gelang ein liebevoller und achtsamer Umgang mit sich selbst – anstatt sich selbst noch mehr zu ärgern und zu kritisieren und diesem inneren Anteil die Macht über die eigene Befindlichkeit zu geben, die uns in eine Abwärtsspirale bringt.

Gefühle abschwächen – wie geht das?

Manchmal kann es auch sinnvoll sein, ein starkes Gefühl, das nicht hilfreich ist, sofort abzuschwächen. Denn es heißt ja beispielsweise auch »blind sein vor Wut«. Solche Ausdrücke haben durchaus ihre Berechtigung, weil ab einem bestimmten Gefühlsniveau unser rationales Denken ausgeschaltet ist und wir nicht mehr klar denken können. Es geht also darum, den Gedanken ihre Überzeugungskraft zu nehmen und sie einzuordnen als das, was sie sind: Gedanken, die oft automatisiert ablaufen. Wenn wir sie einordnen, entkräften wir sie, ohne sie dabei zu unterdrücken, und können sie so abschwächen, weil wir sie einerseits bewusst wahrnehmen und andererseits nicht einfach ohne Realitätsüberprüfung glauben!

Da jedoch sehr viele Gedanken und Vorstellungen automatisch ablaufen, lohnt es sich auch nicht, in einem eskalierenden Streit den Anspruch zu haben, dass sich der andere nach einer Beruhigung noch an die sachlichen Argumente erinnert, da er zu sehr in den Gefühlen und mit einem Tunnelblick unterwegs gewesen ist. Wir können uns zur Gefühlsabschwächung unterstützende Dinge sagen wie: »Glaub nicht alles, was du denkst!« Vielleicht hilft uns auch die Frage: »Was wäre das Schlimmste, was passieren könnte?« Vielfach sind die Folgen gar nicht so gravierend, wie wir sie uns ausmalen. Wir können aber auch unsere Vorstellungen verändern – von einer katastrophisierenden Fantasie in etwas Positives, indem wir einzelne Aspekte einer Fantasie verändern: zum Beispiel dem negativen inneren Bild einen pinkig-glitzernden Rahmen geben, den Personen im inneren Film eine Micky-Maus-Stimme – und wir spüren bereits ein Lächeln über unser Gesicht huschen bei der Vorstellung, nicht wahr?

Diese Technik der Vorstellungsveränderung braucht etwas Übung und auch die bewusste Entscheidung, etwas verändern zu wollen. Einfacher ist es nach meiner Erfahrung, Gefühle über den Körper abzuschwächen und zu verändern. Hier hilft uns der Vermittler zwischen Körper und Gehirn/Psyche: das Nervensystem!

Gewohnheiten im Alltag verändern

Das Problem vieler Methoden ist, dass es zwar nach einer Behandlung besser geht, aber bald danach genauso ist wie zuvor. Warum? Wegen unseren Gewohnheiten. Wenn wir uns ausrechnen, wie viele Stunden wir pro Woche wach sind und etwas tun im Vergleich zu einer Stunde Behandlung in der Woche, ist es schwierig, ein Gegengewicht zu erstellen. Unser Nervensystem wird in den Gewohnheiten weiter trainiert und selten nur durch eine Therapiestunde nachhaltig verändert. Das kann man sich als Coach im Alltagstraining zunutze machen.

Merke Wenn wir etwas denken oder tun, was uns nicht guttut oder unterstützt, dies durch das Einlegen einer Pause und Innehalten bemerken, können wir uns fragen: »Will ich das wirklich? Was möchte ich stattdessen? Und wie komme ich zu dem, was ich stattdessen möchte?«

Natürlich gibt es noch viele weitere Möglichkeiten, die Psyche zu unterstützen. Hier soll es nun aber vor allem um den Ansatzpunkt der ganzheitlichen Bewegung der Feldenkrais-Methode gehen und wie wir uns als Coaches darauf fokussieren können, um das Zusammenspiel zwischen Körper und Psyche weiter zu fördern.

Fragen, die uns auf psychischer und körperlicher Ebene gut unterstützen können, sind:

- Wie tue ich das, was ich gerade tue? Neugierig beobachten, wie ich etwas tue – so, als würde ich es zum ersten Mal sehen, erleben und tun!
- Fühlt es sich gut an, wie ich es gerade tue? Wie könnte es leichter gehen? Wie noch leichter?

Andere Wege finden, etwas zu tun. Das können wir auch bei Gedanken anwenden: Wie leicht geht es, wenn ich etwas tue und mir dabei sage: »Ich will, ich darf, ich erlaube mir jetzt, etwas für meine Gesundheit zu tun« im Gegensatz zu: »Ich muss jetzt noch etwas für meine Gesundheit tun?«

Wir können uns dieselbe Frage aber auch bei Alltagstätigkeiten wie Zähneputzen, Autofahren, Treppensteigen, sich anziehen, hinsetzen oder aufstehen stellen.

Wenn wir uns diese Fragen regelmäßig stellen, werden wir merken, dass sich dadurch ganz viel verändern wird in unserem Leben! Oft braucht es nicht die radikalen Veränderungen, sondern das bewusste Wahrnehmen und eine Miniveränderung des Kurses, bildlich gesprochen um ein Grad. Stellen wir uns vor, in welche Richtung ein Schiff unterwegs ist und wo es ankommt, wenn es seinen Kurs lediglich um ein Grad ändert.

Die Frage nach dem »Warum«

In meiner Praxis erlebe ich es immer wieder, wie wichtig es ist, dass der Kopf und die Psyche wissen, warum etwas getan oder verändert werden sollte. Wenn etwas für einen Sinn macht, dann steigt auch die Motivation, sich wirklich dafür zu entscheiden und etwas in die Tat umzusetzen. Deswegen lohnt es sich, als eigener Coach darauf zu schauen, dass etwas für Ihre Psyche, für Ihren Kopf Sinn macht. Dann wird die Psyche den Weg auch voll motiviert unterstützen und ist eher gewillt, mit dem Körper gut zusammen zu arbeiten und zu sehen, dass dieser vielleicht manchmal andere Bedürfnisse hat.

Nun nähern wir uns langsam dem Bindeglied zwischen Körper und Psyche an, das unbedingt beachtet werden sollte: dem Nervensystem – besonders dem Nervus vagus!

Der Nervus vagus zwischen Körper und Psyche

Sie können sich das Nervensystem vorstellen als Informationsvermittler zwischen der Psyche, dem Gehirn und dem Körper. Es leitet wichtige Informationen über den Zustand des Körpers ans Gehirn weiter und umgekehrt. Wenn diese Kommunikation beeinträchtigt wird, entstehen Missverständnisse, da nicht mehr alle wichtigen Informationen übertragen werden.

Stellen Sie sich vor, dass Sie eine schlechte Netzverbindung beim Telefonieren haben. Entweder hören Sie das Gegenüber teilweise gar nicht mehr und dann wieder klar, oder nur bruchstückhaft, was schnell zu Missverständnissen führen kann. So ähnlich ist es, wenn das Nervensystem in seiner Vermittlungsarbeit beeinträchtigt wird. Solche Kommunikationsschwierigkeiten können unterschiedliche Ursachen haben. Häufig ist Stress verantwortlich. Im Stress spannen wir die Muskeln an, was zu Verspannungen führt. Diese Verspannungen blockieren dann den freien Fluss im Nervensystem, da es Widerstand im Gewebe gibt. Auch Wirbel oder Bandscheiben können sich verschieben und das Nervensystem blockieren oder beeinträchtigen. In der Regel ist der Kommunikationskanal nicht ganz abgeschnitten, aber es wäre etwa dasselbe, wie wenn Sie auf einem verstimmten Instrument spielten. Dies geht zwar, die Töne klingen teilweise aber sehr schräg. Genauso ist es bei einem beeinträchtigten Kommunikationsweg des

Nervensystems: Wir können zwar irgendwie funktionieren, aber nicht mehr adäquat auf Situationen reagieren. Das kann sich dann in Stimmungsschwankungen, Ängsten, Depressionen, aber auch Migräne, Rückenschmerzen, Verdauungsbeschwerden, Blutdruckproblemen und vielem mehr äußern.

Merke Das Nervensystem ist der Vermittler zwischen Körper und Psyche. Ist es blockiert, gelingt keine klare Kommunikation mehr und dies äußert sich in unterschiedlichen Funktionsstörungen.

Die Polyvagaltheorie als Erklärungsmodell des Nervensystems

Damit Sie sich dieses Zusammenspiel des Nervensystems zwischen Körper und Psyche etwas genauer vorstellen können, möchte ich Sie mit der Polyvagaltheorie von Stephen W. Porges bekannt machen.[9] Porges erforschte jahrzehntelang das menschliche Nervensystem und dessen Beeinflussung. Sie werden dadurch auch erfahren, wie Sie Körper und Psyche mithilfe des Nervensystems wieder ins Gleichgewicht und in eine gute Zusammenarbeit bringen können.

Porges definierte drei Teile des autonomen Nervensystems:

1. den vorderen Vagus-Ast
2. Sympathikus
3. den hinteren Vagus-Ast

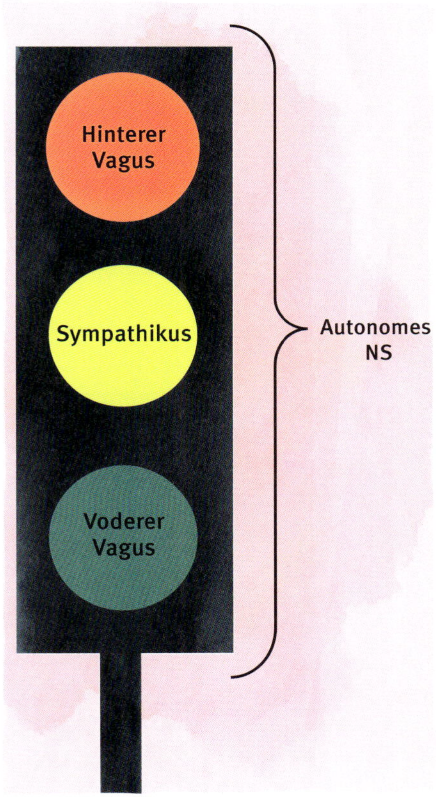

Ampelmetapher des autonomen Nervensystems (Polyvagaltheorie)

Diese drei Systeme arbeiten zusammen und haben verschiedene Aufgabenbereiche – je nachdem, in welcher Situation wir uns gerade befinden.

Der vordere Vagus-Ast und seine Funktionen

Beginnen wir mit dem vorderen Vagus: Anatomisch gesehen entspringt der vordere Ast des Nervus vagus im Hirnstamm und innerviert grob gesagt die Organe oberhalb des Zwerchfells, vor allem Lunge und Herz, sowie wichtige Muskeln im Hals und Rachen, das Gaumenzäpfchen sowie die Stimmbänder.[10]

Wenn der vordere Vagus aktiviert ist, sind wir sozial zugewandt, in Kommunikation und Verbundenheit mit uns und der Umwelt, also alles ist im grünen Bereich. Wir fühlen uns zugehörig, in Sicherheit und geborgen, sind in der Gesundheit und im Wohlbefinden, im Vertrauen, zufrieden, gelassen und freuen uns. Körperlich ist der Herzschlag ruhig, die Nasenatmung ist tief und entspannt und wir fühlen uns rundum wohl und körperlich entspannt. Auch die Gesichtszüge sind entspannt und freundlich, die Mundwinkel zeigen leicht nach oben zu einem Lächeln und signalisieren so auch Freundlichkeit und Zugewandtheit. Wenn wir uns entspannt mit einem guten Freund unterhielten, wäre dies ein Beispiel für eine vordere Vagusaktivierung.

Wenn wir uns die Ampel vorstellen: Der vordere Vagus steht für »grün«, also »freie Fahrt«. Alles ist im »grünen Bereich« und wir können durchatmen und durchstarten – uns geht es gut, wir sind im vorderen Vagus ausgeglichen, in der Gesundheit und auch sozial verbunden und einander zugewandt, können andere unterstützen und unsere Projekte umsetzen. Das ist der »Normalmodus« im Alltag – oder sollte es zumindest sein.

Gleichzeitig unterstützt der hintere Vagus den vorderen Vagus in einem tiefen Tonus, sodass wir gut verdauen und uns in den Erholungsphasen regenerieren können. Das ist ebenfalls sein Normalzustand. Wenn er die Führung übernimmt und die Ampel auf Rot springt – darauf kommen wir noch.

Der Sympathikus und seine Funktionen

Kommen wir aber zuerst zur gelben Ampel: Im Straßenverkehr bedeutet Gelb »Achtung!«. So ist es auch bei der Funktion des Sympathikus. Der Sympathikus entspringt dem Rückenmark und beeinflusst die Atmung, den Herzrhythmus und den Blutdruck. Er hat die Aufgabe, im Hintergrund dauernd zu »scannen«, ob irgendwo Gefahren auftauchen, auf die man reagieren muss, eventuell durch Kämpfen oder Flüchten. Früher reagierte der Sympathikus beispielsweise auf das Auftauchen wilder Tiere. Dabei reagierte der Körper mit schnellerer Atmung und schnellerem Herzschlag, um mehr Sauerstoff in die Muskeln und Organe zu transportieren und so bereit zu sein, schnell zu fliehen oder zu kämpfen.

Heutzutage springt der Sympathikus immer noch bei potenziellen realen Gefahrensituationen an, aber auch bei Stress. Und eben auch bei Stress, der nur durch eine innere Vorstellung »selbst gemacht« ist oder wenn wir beispielsweise wirklich unter Zeitdruck stehen. Wenn wir uns beeilen müssen, um den Bus noch zu erreichen. Auch wenn wir uns vorstellen, was wir heute noch alles zu erledigen haben, springt der Sympathikus an, weil er uns helfen will, die Herausforderung zu bewältigen.

Wie nehmen wir wahr, dass wir uns im Sympathikus-Modus befinden? Allgemein steigen wir meist auf Mundatmung um, der Blutdruck steigt, wir atmen schneller und es werden Stresshormone ausgeschüttet, die uns helfen, fokussiert und energievoll die Situation zu bewältigen. Es gibt weitere Unterschiede zwischen dem Kampf- und dem Fluchtmodus:

- Wenn wir die erfolgreiche Bewältigung durch »Kampf« einschätzen, dann spüren wir vielleicht, dass wir die Zähne zusammenbeißen und »fletschen«, quasi um den Gegner zu beeindrucken, die Stirn runzeln, die Augen verengen, uns aufrichten und groß machen, die Schultern hochziehen, um die Halsschlagader zu schützen, unsere Muskeln anspannen und ärgerlich oder sogar wütend werden. Ein Handlungsimpuls könnte »Angriff« sein, zielfokussiertes Voranschreiten und Sich-für-sich-Einsetzen.
- Wenn wir durch die Aktivierung des Sympathikus in den Fluchtmodus geraten, können wir dies an einigen Signalen bemerken: Wir ziehen die Schultern hoch, um uns klein zu machen und ungefährlich zu erscheinen, wir spannen die Bauchmuskeln an, um die inneren Organe zu schützen, und wir spannen die anderen Muskeln an, um die Flucht ergreifen zu können. Der Blick ist meist bodenwärts gerichtet, die Hände liegen schützend vor dem oder am Körper, die Augen sind aufgerissen. Wir fühlen Unsicherheit, Angst oder Zweifel und wir würden uns am liebsten verstecken.

Regulierung des Nervensystems

Sobald der Stress vorbei ist, übernimmt der vordere Vagus wieder das Kommando. So ist die gesunde Stressreaktion. Die verschiedenen Anteile des Nervensystems wechseln sich ab und spielen zusammen – je nachdem, was gerade in der aktuellen Situation gefordert wird. Entweder springt die Ampel von Gelb wieder auf Grün oder eben auf Rot und wir müssen anhalten beziehungsweise innehalten.

Der hintere Vagus-Ast und seine Funktionen

Wenn die »Gefahrensituation« oder Stresssituation nicht durch aktives Handeln wie Kämpfen oder Fliehen gelöst werden konnte, dann springt der hintere Vagus in einen hohen Tonus und bringt unser System in einen Erstarrungsmodus oder Totstellreflex. Die Ampel steht auf Rot: Wir müssen stoppen und stehen still. Körperlich fährt hier unser System herunter: Die Atmung wird oberflächlich und flach, kaum sichtbar, die Muskeln schlaff – wir haben keine Energie mehr, um vorwärtszugehen. Gefühlsmäßig zeigt sich dies durch Hilflosigkeit, Ohnmacht und Resignation, »Ich kann ja eh nichts tun oder ändern ...« – wir machen »dicht« und lassen nichts mehr an uns heran.

Viele Patienten beschreiben diesen Zustand in einer Depression oder einer Dissoziation: Sie fühlen sich nicht mehr verbunden, allein auf der Welt und »fremd«, nicht mehr richtig da, sondern weit weg, sie fühlen nichts mehr. Die Handlungsimpulse sind dann sozialer Rückzug, kein Blickkontakt, versteinerte und erstarrte Mimik, keine Energie und am liebsten niemanden sehen, sich zu Hause verkriechen und nichts tun – da sich ja eh nichts beeinflussen und verändern lässt. Im Zustand der vollen hinteren Vagus-Aktivierung versuchen wir bei einer nicht aktiv bewältigbaren Gefahrensituation durch Nichtstun der Situation zu entkommen – indem wir uns schützen. In dem Zustand werden auch Hormone ausgeschüttet, die verhindern, dass wir groß Schmerzen wahrnehmen. Teils ist es so, als wären wir gar nicht mehr in unserem Körper und spürten nicht mehr, was passiert. Dieser Zustand kann Leben retten! Ein recht krasses Beispiel kann dies untermalen: Erinnern Sie sich an den Amoklauf in Paris? Hier wurde auf alles geschossen, das sich bewegte. Einzig diejenigen überlebten, deren Nervensystem in den hinteren Vagus geschaltet hatte, die reglos dalagen und daher »uninteressant« waren und so überlebten. Ein extremes Beispiel und doch wichtig dafür, dass wir verstehen, was die verschiedenen Aufgaben der drei Subsysteme vorderer Vagus, Sympathikus und hinterer Vagus sind.

Wenn der Schalter klemmt – Funktionsstörungen im Nervensystem

Doch was, wenn diese zwei Subsysteme nicht mehr in den vorderen Vagus und somit in den Normalzustand zurückkehren? – Wie, wenn ein Schalter klemmt? Die betreffende Person verbleibt im Sympathikus oder im hinteren Vagus. Dies führt zu Symptomen und Funktionsstörungen, weil die Kommunikation zwischen Körper und Gehirn nicht mehr störungsfrei funktionieren kann. Der Nervus vagus als »Gesundheitsmanager« kann sich so nicht mehr als Vermittler positionieren, er verliert seine Führungsrolle im Gesundheitsbereich.

Da der Sympathikus vor allem Stresssymptome wie Muskelanspannungen, höheren Blutdruck, schnellere Atmung und schnelleren Herzschlag sowie die Ausschüttung von Stresshormonen wie Cortisol, Adrenalin und Noradrenalin verursacht und der hintere Vagus für die Innervierung der Organe unterhalb des Zwerchfells zuständig ist, liegt es auf der Hand, dass Funktionsstörungen auftreten können, wenn es zu Missverständnissen zwischen den Signalen, die zum Gehirn geleitet werden, und den Interventionen wie Hormonausschüttungen und Sauerstoffversorgung, die vom Gehirn aus gesteuert werden, kommt.

Folgende Symptome (unvollständige Liste) können auftreten, wenn der Nervus vagus und benachbarte Hirnnerven nicht mehr frei kommunizieren können:

- Kopfschmerzen/Migräne
- Schwindelgefühle
- Verdauungsbeschwerden wie Durchfall oder Verstopfung
- Reizdarmsyndrom mit Bauchschmerzen, Blähungen und wechselndem Stuhlgang
- Reizmagen mit Völlegefühl und Appetitmangel
- Schlafstörungen wie Ein- und Durchschlafstörungen
- vermehrtes Schwitzen
- Lungenprobleme wie Atemnot, Kurzatmigkeit, teils auch Benommenheit und Schwindel durch Hyperventilation
- starke Müdigkeit
- verminderte Konzentrationsfähigkeit
- verminderte Gedächtnisleistung oder Vergesslichkeit
- erhöhte Reizbarkeit
- Nervosität[11]
- Unruhe
- Angstzustände
- Wechseljahrbeschwerden
- Verspannungen bis hin zu Schmerzen infolge verkrampfter Muskulatur, z. B. Rückenschmerzen, aber auch Nacken- und Schulterschmerzen
- Krämpfe in den Extremitäten (z. B. Waden- oder Zehenkrämpfe, Muskelzittern oder -zucken) oder Blutgefäßen (kalte Hände), Krämpfe in Magen, Darm oder Blase
- Blutdruckschwankungen und Herzbeschwerden (Druckgefühl in der Brust, Herzschmerzen, unregelmäßiger Herzschlag, Herzstolpern, Herzjagen)
- Leber-Galle-Beschwerden
- Verlust der sexuellen Lust[12]

Stanley Rosenberg[13] beschreibt weitere Symptome, die durch eine Funktionsstörung des Nervus vagus entstehen können, wie:

- fest zusammengebissene Zähne und nächtliches Zähneknirschen
- Verspannungen von Augen- und Gesichtsmuskulatur
- Kloß im Hals
- Arthritis
- Asthma und COPD
- Probleme mit dem Immunsystem wie Infektanfälligkeit oder Allergien
- Übersäuerung
- Hautprobleme
- Fibromyalgie
- Depression mit Schweregefühl, Hoffnungslosigkeit, sich abgeschnitten und verletzlich fühlen
- Albträume
- Ruhelosigkeit
- ADHS, Erkrankungen aus dem autistischen Formenkreis

- PTBS
- übermäßiges oder unangebrachtes Misstrauen sowie Entscheidungsunfähigkeit und fehlende Kompromissbereitschaft
- Haltungsprobleme wie vorgeschobener Kopf, runder Rücken

Merke Wenn das Zusammenspiel zwischen Körper und Psyche nicht richtig funktioniert, kann es durch ein blockiertes Nervensystem zu zahlreichen Komplikationen und Funktionsstörungen kommen. Im medizinischen Jargon werden die meisten Symptome unter »vegetativer Dystonie« beschrieben.

Nun stellt sich die Frage, wenn Sie als Coach solche Beschwerden entdecken und diese medizinisch abgeklärt, jedoch ohne Erfolg behandelt wurden, wie Sie damit umgehen? Eine sehr gute Möglichkeit sind die ganzheitlichen Bewegungen der Feldenkrais-Methode, die Sie im folgenden Übungsteil finden.

Inspiration

Es gibt einige Möglichkeiten, den Nervus vagus zu stärken:

- Augenkontakt
- Augen strahlen lassen
- Gesichtsmuskulatur entspannen
- beruhigende Stimme
- Berührung (Oxytocin-Ausschüttung; reduziert Cortisol; erste Kommunikationsart)
- soziale Kontakte pflegen
- Meditieren
- schönes Buch lesen (kultiviert Co-Regulation über dorsalen Vagus)
- Ernährung und gesunder Darm (kultiviert Co-Regulation über dorsalen Vagus)
- Entspannungsübungen
- Gähnen
- Spielen mit anderen (Spiegelbild, Klatschspiele; ohne Wettbewerbsgedanken, fördert Fähigkeit zum Wechsel zwischen den Systemen von Aktivierung und Ruhe)
- alles, was einen in ein entspanntes, gelassenes gutes Gefühl bringt (individuell)

Feldenkrais für die Seele – Hinweise

Bitte nehmen Sie sich folgende Hinweise zu Herzen. So entfalten die Übungen ihr volles Potenzial und Sie starten mit Ihrem Gesundheits-Tandem in eine neue Liga!

Falls Sie an akuten oder neuen Symptomen leiden, lassen Sie diese vor dem Übungsbeginn medizinisch abklären. Auch wenn Sie in ärztlicher oder therapeutischer Behandlung sind, wenden Sie sich bitte vorher an Ihren Arzt oder Therapeuten und fragen Sie nach, ob Sie damit starten dürfen oder etwas Bestimmtes berücksichtigen müssen. Meiner Erfahrung nach gibt es sehr wenige Kontraindikationen – aber klären Sie dies bitte individuell ab! Jede und jeder ist für sich selbst verantwortlich.

Kontraindikationen

Einige wenige Kontraindikationen sind:

- für die Übungen mit Augenbewegungen wie bei den Übungen zur Aktivierung des Nervus vagus (Seite 65): frisch operierte Augen, hoher Augeninnendruck.
- bei Übungen, die Kopf und Nacken betreffen: Hydrocephalus (umgangssprachlich Wasserkopf), Shunt (der den Gehirndruck reguliert).
- bei psychotischen Beschwerdebildern wie bipolaren Störungen oder schweren Depressionen mit psychotischen Anteilen oder Schizophrenie rate ich von allen Übungen ab. Es kann sein, dass, wenn jemand auf eine gleich bleibende Struktur im Innen und Außen angewiesen ist, um in seiner Mitte zu bleiben, die Übungen zu viel »Bewegung« ins Nervensystem bringen. Das könnte eine Destabilisierung verursachen.

Wichtig ist auch, dass Sie nie ohne ärztliche Absprache Medikamente reduzieren oder absetzen, auch wenn Sie sich besser fühlen!

Übungsdurchführung im Wohlbefinden!

Generell gilt: Wenn Sie sich wohl fühlen, sich alles für Sie gut anfühlt und Ihnen guttut, dann passt es!

Überprüfen Sie deswegen bei den Übungen immer wieder: Fühlt es sich gut an, was ich gerade tue? Passt es für mich?

Anleitung zur Übungsdurchführung

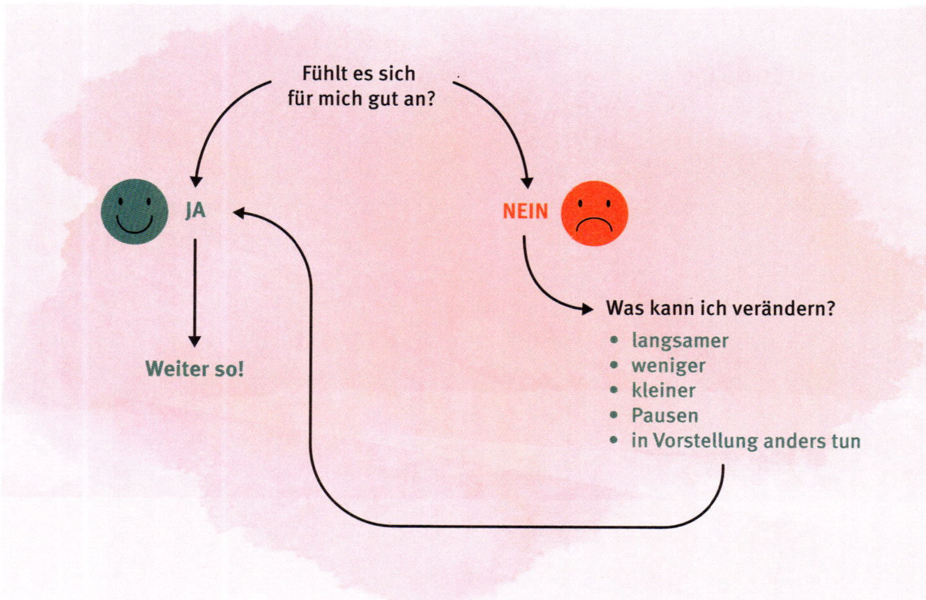

Wenn ja, dann herzlichen Glückwunsch! Machen Sie genau so weiter!

Denken Sie daran: Sie brauchen niemandem etwas zu beweisen oder zu erzwingen. Die Übungen sind für Sie da und nicht Sie für die Übungen. Denn wenn Sie sich unwohl fühlen, etwas »erzwingen« oder aushalten wollen, dann wird Ihr Nervensystem Ihnen dies sofort durch Anspannung und Unwohlsein rückmelden. Dann richtet sich Ihr Fokus auf die Anspannung anstatt auf die Wahrnehmung dessen, was gerade ist. Sie haben keine freien Kapazitäten, um Unterschiede zu spüren zwischen dem, was Sie gerade gemacht oder anders gemacht haben, als Sie es normalerweise tun. Es gibt auch keinen »richtigen« Weg, wie sich etwas anfühlt – dies ist sehr individuell.

Sich wohlfühlen und möglichst entspannt und neugierig zu sein, das ist das A und O eines erfolgreichen Umsetzens der ganzheitlichen Bewegungen mit positivem Effekt auf die Psyche!

Was tun, wenn sich eine Übung nicht gut anfühlt?

Wenn sich eine Bewegung, Haltung oder Lage nicht gut anfühlt, dann passen Sie sie für sich an. Sie können beispielsweise das Tempo variieren und die Bewegung in Zeitlupe ausführen, weniger Wiederholungen oder viel kleinere Bewegungen machen– vielleicht sogar nur einen Millimeter und kaum sichtbar! Es geht darum, dass Sie wahrnehmen, was Sie gerade tun. Erinnern Sie sich an das einzelne Blatt gegenüber dem Papierstapel und dessen Wirkung auf die Unterschiede in der Wahrnehmung?!

Machen Sie jederzeit Pausen – wenn Sie nicht mehr bei der Sache oder müde sind oder das Bedürfnis nach Ruhe haben: Egal, was ich anleite, hören Sie auf Ihre Bedürfnisse! Sollten Sie einschlafen, ist das auch in Ordnung. Ihr Körper holt sich das, was er gerade braucht, und das ist gut so!

Falls eine Bewegung auch ganz klein und langsam, noch unrund und vielleicht sogar schmerzhaft ist, dann machen Sie sie in Ihrer Vorstellung! Man weiß heutzutage durch Studien[14], dass Bewegungen, die in der Vorstellung durchgeführt werden, genau so effektiv sind wie die wirkliche Ausführung der Bewegung.

Vielleicht braucht es auch einen anderen Weg? Wenn Sie Schulterschmerzen haben und den Arm über Kopf heben sollen – warum nicht nur einen Arm heben, ihn anders heben oder in der Vorstellung heben? Alles ist erlaubt! Es soll sich für Sie gut anfühlen – das ist das Wichtigste!

Nun wünsche ich Ihnen viele zauberhafte Veränderungen und Erlebnisse mit den nachfolgenden Übungen!

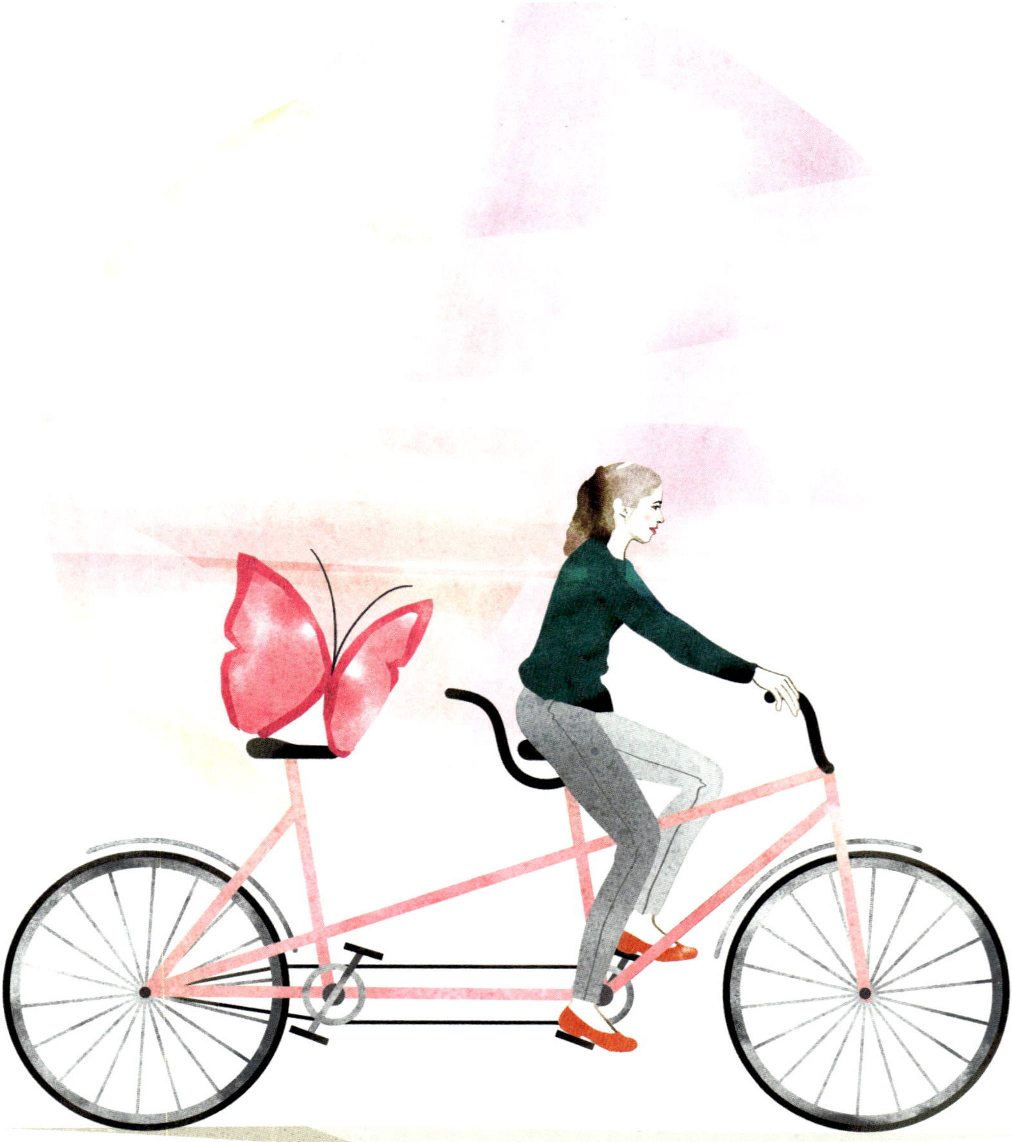

Die Übungen

Starten wir mit Übungen zur Förderung Ihres Gesundheits-Tandems. Denken Sie daran, dass es kein Richtig oder Falsch gibt. Es soll sich für Sie gut anfühlen.

Psyche und Körper verbinden

Wirklich bei sich anzukommen ist ein Bedürfnis vieler Menschen. Immer wieder kommen Betroffene in meine Praxis und berichten, dass sie das Gefühl hätten, Kopf und Körper seien wie voneinander abgeschnitten.

Andere berichten, dass sie nur noch »funktionieren« und versuchen, ihren Alltag und die damit verknüpften Aufgaben und Erwartungen zu erfüllen – sie sich selbst dabei völlig ausblenden.

Hintergrundwissen

Aussagen wie die folgenden sind recht häufig: »Ich habe mich verloren«, »Ich bin nicht mehr ich!«, »So kenne ich mich gar nicht«, »Ich weiß gar nicht mehr, was ich will« oder »Ich fühle mich so leer«. Kommt Ihnen das eine oder andere bekannt vor?

Dann lohnt es sich, die folgenden Übungen auszuprobieren. Auch, wenn Sie das Gefühl haben, dass Sie sich nicht mehr wahrnehmen und eigentlich nicht wissen, wie es Ihnen gerade geht. Sie können von den Übungen auch profitieren, wenn Sie selbst den Eindruck haben, es gehe Ihnen gut, Sie seien einfach gerade voll eingespannt, Ihr Umfeld Ihnen aber rückmeldet, dass man sich Sorgen um Sie macht oder Sie sich eine Pause gönnen sollten.

Manchmal nehmen wir selbst Unterschiede auf psychischer, aber auch auf körperlicher Ebene gar nicht so deutlich wahr, da wir ja 24 Stunden täglich mit uns selbst zusammen sind. Deswegen lohnt es sich, auch darauf zu achten, was Vertrauenspersonen einem rückmelden und spiegeln, was wir vielleicht selbst gar nicht so deutlich wahrnehmen. Mit der Zeit und den beschriebenen Übungen wird sich Ihre Selbstwahrnehmung deutlich stärken und es wird Ihnen immer leichter fallen, Unterschiede bei sich selbst wahrzunehmen.

Die oben beschriebenen Situationen sind deutliche Anzeichen, dass der Nervus vagus nicht frei arbeitet und der Kontakt zu sich, dem Körper und den eigentlichen Wünschen und Bedürfnissen verloren gegangen ist. Natürlich können Sie diese Übungen auch präventiv nutzen, um immer wieder mal innezuhalten und den Kontakt zu sich zu stärken und um sich etwas Gutes zu tun.

Bei Beschwerden, wie sie im Kapitel »Das Zusammenspiel fördern« (Seite 37) beschrieben sind, lohnt es sich ebenfalls, mit diesen Übungen einzusteigen und Unterschiede wahrnehmen zu lernen. Denn, wenn Sie nicht mit sich in Kontakt kommen und bei sich ankommen, wird es schwierig, Unterschiede und Veränderungen wahrzunehmen.

Fallbeispiel

Eine Klientin (40) mit einer traumatischen Vergangenheit und großen Vermeidungstendenzen kam immer sehr modisch gekleidet und geschminkt in die Stunden. Zu Beginn berichtete sie, dass es ihr gut gehe, dass sie aber mit ihren Migräneattacken nicht zurechtkomme und diese immer schlimmer würden. Ihre Mimik war fast nicht vorhanden und die Bewegungen und die Wortwahl wirkten sehr kontrolliert. Sie wirkte freundlich, jedoch nicht spürbar und unnahbar.

Wir starteten mit der Wahrnehmung ihrer Rückseite, ihrer Auflagefläche auf dem Boden. Die Schwerkraft hilft, uns durch den Bodenkontakt zu spüren, anzukommen und auch nochmals loslassen zu können, weil wir spüren, dass der Boden uns trägt. Danach folgte ein Body Scan. Aufgrund schlechter Erfahrungen, die sie mit ihrem Körper gemacht hatte, stellte das schon eine Herausforderung dar. Aber je öfter wir diese beiden Übungen machten, desto besser konnte sie bei sich ankommen und sich spüren. Dann war sie auch bereit, weitere Schritte zur Bewältigung ihrer Migränebeschwerden zu gehen. Sehr eindrücklich war, dass ihre Gesichtszüge nach dem Body Scan viel weicher waren und ihre Gefühlsregungen sichtbarer wurden – sie war deutlich weniger kontrolliert, sondern lebendiger! Das wurde auch ihr bewusst und nach anfänglicher Unsicherheit genoss sie es, unbeschwerter in Kontakt mit sich, mir und anderen Menschen zu treten und sich dadurch viel befreiter und leichter zu fühlen.

Rückseite wahrnehmen und Body Scan

Wir lassen die Aufmerksamkeit ohne Interpretationen oder Bewertungen von den Füßen bis zum Kopf wandern und »scannen« unseren Körper durch. Der Body Scan wurde vor allem durch das MBSR (Mindfulness-based stress reduction) nach Jon Kabat-Zinn[15] bekannt und dient als Grundlage dafür, die eigene Körperwahrnehmung zu stärken und bei sich anzukommen.

Ausgangsstellung Die Übung kann im Sitzen, Liegen, Stehen oder Gehen stattfinden. Wichtig ist eine möglichst entspannte Haltung. Die Augen sind offen oder geschlossen, wie Sie sich wohlfühlen.

Ausführung

- Lenken Sie Ihre Aufmerksamkeit auf die Körperteile, die im Kontakt mit dem Boden sind. Wo spüren Sie Ihre Auflagefläche? Beobachten Sie alles, ohne es zu bewerten oder verändern zu wollen.
- Beobachten Sie innerlich Ihre Füße. Wie fühlt sich der rechte Fuß an, wie der linke? Wo berühren sie den Boden? Sind sie warm, kalt, kribbeln sie? Sind die einzelnen Zehen spürbar?

Vielleicht spüren Sie in einzelnen Regionen auch gar nichts. Auch das ist völlig in Ordnung.

- Gehen Sie weiter zu Ihren Knöcheln, Schienbeinen, Unterschenkeln und Knien, von dort weiter zu den Oberschenkeln.
- Nehmen Sie das Becken und das Gesäß wahr. Wie fühlen sich die rechte und linke Gesäßhälfte an? Das rechte und linke Bein? Ist eins vielleicht in Ihrem inneren Selbstbild größer, länger, voluminöser oder breiter, flacher als das andere?
- Wandern Sie innerlich die Wirbelsäule entlang, Wirbel um Wirbel nach oben. Vom Steißbein über die Lendenwirbelsäule bis zur Brustwirbelsäule und zum Nacken.

Welche Wirbel sind gut wahrnehmbar, welche eher verschwommen oder wie zusammengeschweißt? Welche wirken größer, welche kleiner? Und welche Form haben sie in Ihrem inneren Bild von sich selbst?

Wo hat Ihr Rücken Kontakt zum Boden oder zur Stuhllehne? Wie ist die Wirbelsäule geformt?

- Dann dehnen Sie die Aufmerksamkeit aus, nehmen auch den Rest des Rückens, die Schulterblätter, die Schultern, den Brustkorb wahr. Lassen Sie mit jedem Atemzug noch ein wenig mehr Spannung los.
- Gehen Sie mit der Aufmerksamkeit weiter zu Ihren Schultern, Oberarmen, Ellbogen, Unterarmen, Handgelenken und Händen, Fingern. Wie fühlen sich diese Körperregionen an?

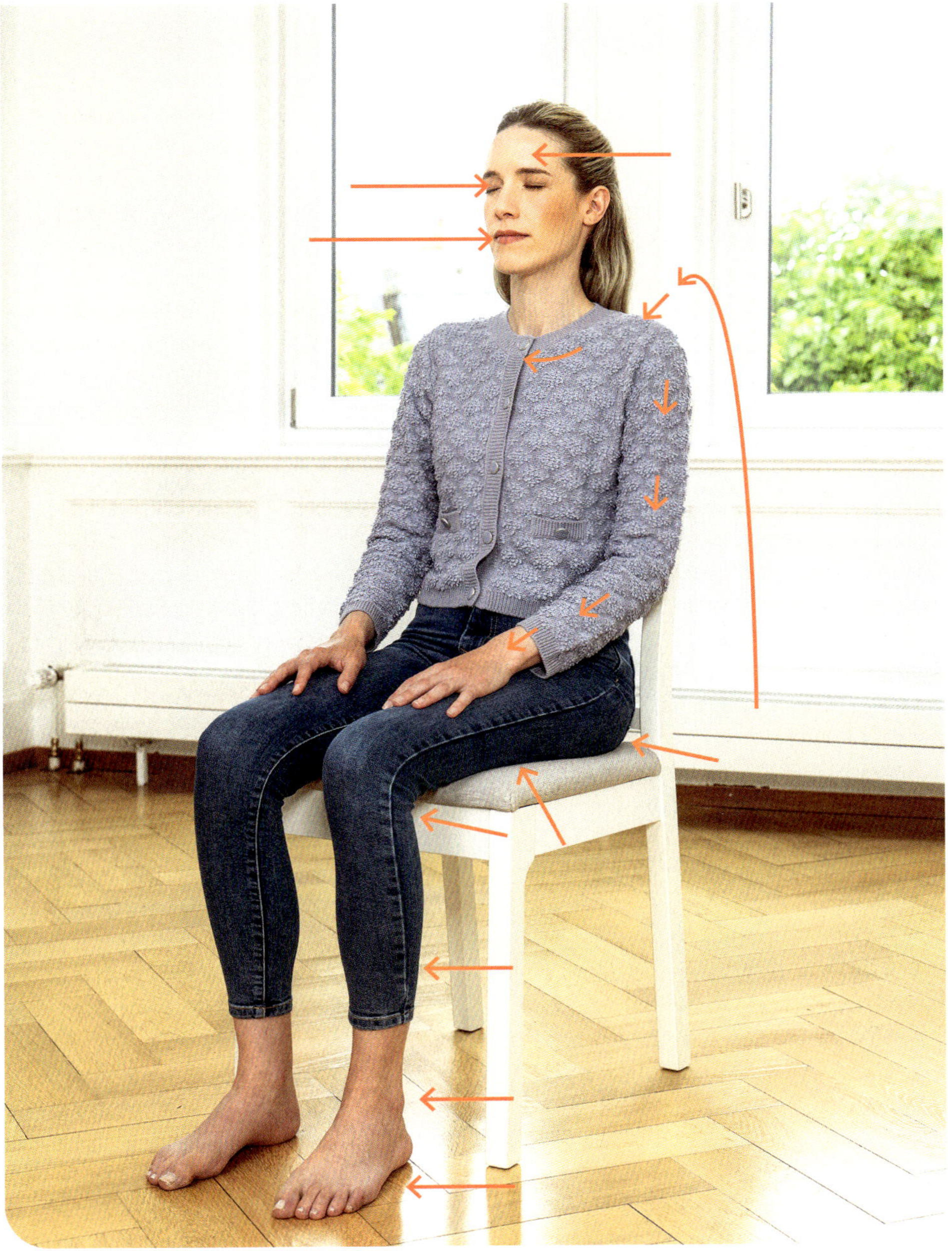

Gibt es Unterschiede zwischen den Empfindungen auf der rechten und linken Körperseite?

- Kommen Sie mit dem Fokus wieder zurück, über Unterarme, Oberarme zum Nacken, Hinterkopf bis zum Scheitelpunkt und gehen Sie dann weiter zur Stirn. Ist sie kalt, warm, glatt?
- Und wie fühlen sich die Augen an? Liegen sie entspannt in den Augenhöhlen? Groß und weich, oder eher klein und fokussiert?
- Ist die Nase spürbar? Oder spüren Sie das Ein- oder Ausatmen und die Berührung der Luft?
- Und wie ist der Mund? Sind die Lippen aufeinandergepresst, oder gibt es eine Lücke zwischen Ober- und Unterlippe?
- Sind die Zahnreihen aufeinander, oder haben Sie eine Lücke zwischen der oberen und unteren Zahnreihe? Ist der Kiefer dadurch entspannt oder angespannt? Beobachten Sie und nehmen Sie einfach wahr, ohne zu bewerten!

Und wo liegt die Zunge im Mund? Weich und beweglich oder an den Gaumen oder die Zähne gepresst?

Endposition Gehen Sie mit der Aufmerksamkeit wieder zu Ihrem Scheitelpunkt und nehmen Sie den ganzen Körper vom Scheitelpunkt bis zu den Zehenspitzen wahr.

Wo wird Ihre Aufmerksamkeit hingezogen? Wie fühlt sich der Körper als Ganzes an? Wie groß, wie lang? Wo haben Sie Bodenkontakt? Wie atmen Sie? Kommen Sie dann langsam zurück, schauen Sie, was Sie brauchen, um wieder wach und entspannt sich und die Umwelt wahrzunehmen. Vielleicht öffnen Sie die Augen, strecken sich oder schütteln sich? Wie geht es Ihnen jetzt?

Wiederholungen Sie können die Übung zu Beginn etwas ausführlicher durchführen (bis 45 Minuten), jedoch in Kurzform auch nur einige Minuten üben.

Variante Sie können auch nur einzelne Körperteile oder die Atmung durchscannen.

Tipps Es gibt kein Richtig oder Falsch. Es geht um das achtsame, bewertungsfreie Wahrnehmen, was gerade ist, ohne es verändern zu wollen.

Wirkung Den Fokus auf den Körper zu richten und bei sich selbst anzukommen, entspannt das Nervensystem bereits und kann somit als Grundlage für weitere Bewegungserkundungen genutzt oder als eigenständige Übung angewandt werden.

Wichtige Hinweise Falls Sie unter Panikattacken oder Dissoziationen leiden: Versuchen Sie zuerst nur Ihre Rückseite im Bodenkontakt wahrzunehmen, sich dann langsam den neutralen Körperteilen zuzuwenden und ins Spüren zu kommen. Nehmen Sie dann erst mit der Zeit die Atmung und die Körperteile dazu, die Sie als problematisch erleben.

Atmung: Körper und Psyche verbinden

Als ich noch Tanz unterrichtete, erinnerte ich die Kursteilnehmer regelmäßig ans Atmen. Warum? Wenn sie konzentriert waren, vergaßen sie teilweise zu atmen. Nach einem Lied waren sie dann mit teils hochrotem Kopf außer Puste und brauchten eine Pause. Diejenigen, die regelmäßig weiteratmeten, waren danach noch fit und freudig beim nächsten Lied dabei. Dies hatte nicht viel mit dem Fitnesslevel zu tun, sondern mit der Atemtechnik. Vielleicht kennen Sie dies auch von sich selbst, dass Sie durch den Mund in einem schnelleren Rhythmus und viel oberflächlicher atmen oder vergessen zu atmen, wenn Sie konzentriert etwas tun oder der Schwierigkeitsgrad von etwas steigt?

Wenn wir im Stressmodus sind, atmen wir schneller und meist durch den Mund. Doch beobachten Sie mal, wie viele Menschen aus einer Gewohnheit heraus weiter durch den Mund atmen. Das Problem dabei ist, dass bei dieser Atmung über das Nervensystem ans Gehirn rückgemeldet wird, dass immer noch »Gefahr« besteht. So werden Stresshormone ausgeschüttet, obwohl gar kein Grund mehr dafür besteht.

Bei der Mundatmung fehlt eine wichtige Filterfunktion. In den Nasennebenhöhlen wird Stickstoffmonoxid gebildet, das die Lungenbläschen erweitert, vergleichbar mit einem Asthmaspray bei Atemnot. Wenn wir durch die Nase einatmen, gelangt dieses Stickstoffmonoxid in die Lunge und ermöglicht dort, dass mit einem Atemzug durch die Erweiterung der Lungenbläschen mehr Sauerstoff ins Blut aufgenommen wird. Betrachten Sie das als natürlichen »Dopingvorgang«, der Körper wird besser mit Sauerstoff versorgt und die Atmung wird leichter und freier! Wenn Sie mehr über diese Vorgänge wissen möchten, empfehle ich Ihnen das Buch »Breath« von James Nestor.[16]

Nachfolgend können Sie mit der Atmung ein wenig experimentieren und diese kurzen Übungen auch in den Alltag einfließen lassen – Sie werden überrascht sein, wie viel sich bereits ändern kann durch die Nasenatmung.

Ausgangsstellung

- Legen Sie sich auf den Rücken. Die nächsten drei Schritte können Sie auch im Sitzen durchführen. Nehmen Sie als Erstes wahr, wie Sie atmen. Spüren Sie die Luft in der Nase beim Ein- und Ausatmen oder im Mundbereich? Bewegt sich der Brustkorb oder eher der Bauchbereich beim Ein- und Ausatmen? Wenn Sie nun zählen: Auf welche Zahl kommen Sie beim Einatmen und auf welche beim Ausatmen? Sind diese Phasen gleich lang? Gibt es eine Pause zwischen dem Einatmen und Ausatmen, zwischen dem Ausatmen und erneutem Einatmen? Nehmen Sie einfach wahr, ohne etwas zu verändern.

Ausführung

- **Vagusbremse**: Atmen Sie nun einige Male durch die Nase bewusst doppelt so lange aus wie ein. Wenn Sie vorher beispielsweise beim Einatmen beim Zählen auf »3« gekommen sind, dann zählen Sie nun auf »6« beim Ausatmen. Nehmen Sie wahr, wie Sie sich dadurch entspannen und zur Ruhe kommen können.
- **Zischatmung**: Nach einer kurzen Pause atmen Sie ganz normal durch die Nase ein und ein paar Mal gegen den Widerstand der Zähne aus, sodass ein leichtes Zischen erzeugt wird. Sie spüren dabei vermutlich auch, dass sich der Bauch anspannt. Wie geht es Ihnen nach ein paar solchen Atemzügen?
- **Kohärentes Atmen**: Nach einer weiteren Pause oder auch als Einzelübung können Sie gleich lang ein- wie ausatmen. Legen Sie hierfür Ihre Zungenspitze hinter die Schneidezähne an den Gaumen und atmen Sie ruhig und entspannt durch die Nase ein und wieder aus.
- Stellen Sie bitte beide Beine auf. Nun legen Sie Ihre Hände einmal auf Ihren Brustkorb und nehmen wahr, wie sie beim Einatmen nach oben getragen werden und beim Ausatmen wieder zurücksinken. Sie können diesen Impuls noch verstärken, indem Sie die Hände im Kontakt halten, jedoch beim Einatmen etwas leichter werden lassen und beim Ausatmen einen leichten Druck nach unten ausführen und so dem Brustkorb helfen, noch etwas weiter nach unten zu sinken und zu entspannen. Sie können sich auch vorstellen, dass Sie einen Ballon innerlich aufblasen, den inneren Raum erweitern und dann wieder die Luft herauslassen. ❶
- Legen Sie beide Hände auf die seitlichen Rippen, unterhalb der Achselhöhlen in Richtung Becken. Entweder die rechte Hand auf die rechten Rippen, die linke auf die linken Rippen oder überkreuzt, wie wenn Sie sich umarmen möchten. Spüren Sie auch hier, wie Sie in diesen Bereich hineinatmen können, sich die Rippen etwas voneinander entfernen und wieder näher zusammenkommen beim Ausatmen. ❷
- Nach einer kleinen Pause legen Sie die Hände auf Ihren Bauch. Sie spüren auch hier wieder, wie er sich beim Ein- und Ausatmen hebt und senkt.
- Platzieren Sie die Handflächen rechts und links vom Schambein in der Leistengegend und atmen Sie bewusst auch dorthin und erweitern Sie den Raum mit der Vorstellung des Aufblasens eines Ballons von innen her.
- Legen Sie die Hände – sofern es für Sie geht, ansonsten in Ihrer Vorstellung – in den Lendenwirbelbereich auf Ihrer Rückseite. Atmen Sie auch bewusst in Ihre Rückseite. ❸
- Nehmen Sie die Hände wieder hervor und bleiben Sie mit der Aufmerksamkeit auf Ihrer Rückseite und gehen Sie mit dem Fokus zu den Schulterblättern. Nehmen Sie wahr, wie sich die Schulterblätter beim Einatmen etwas von

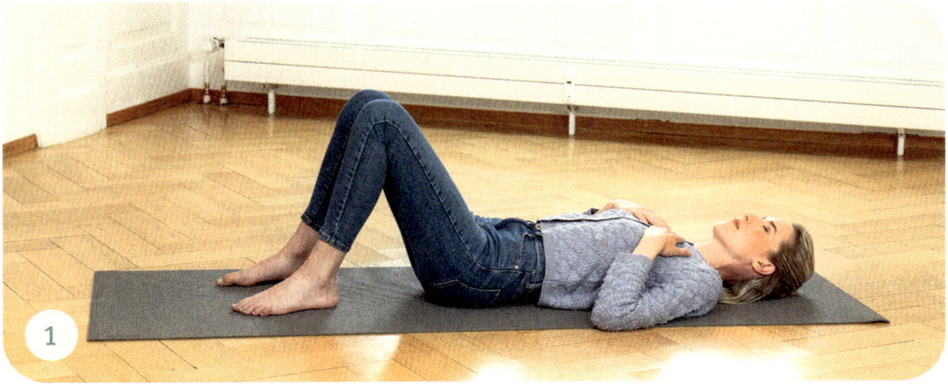
1

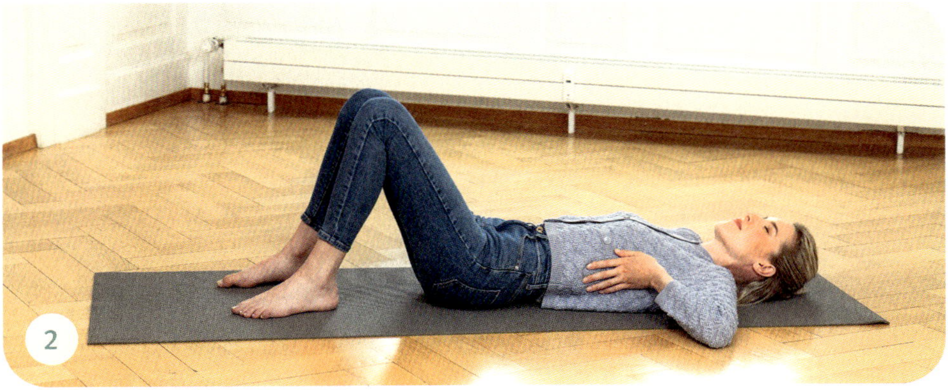
2

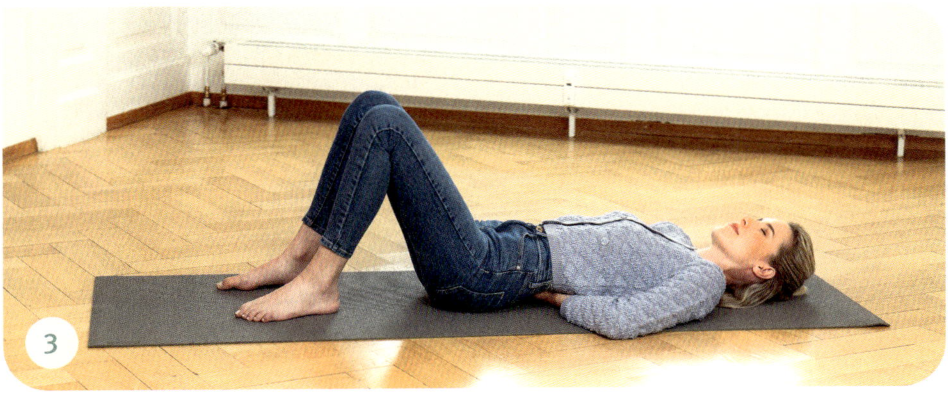
3

der Wirbelsäule entfernen, beim Ausatmen wieder zurückgleiten. Sie können dies auch durch eine kleine Bewegung der Schultern unterstützen, wenn das für Sie angenehm ist.

Endposition Machen Sie eine Pause und nehmen Sie nochmals wahr, wo Sie nun überall Raum haben zum Atmen. Wie ist Ihr Atemrhythmus nun? Gibt es Bereiche, in die Sie nun hineinatmen können und die Ihnen Stabilität verleihen, die Sie vorher gar nicht wahrgenommen haben? Wenn Sie langsam ins Sitzen und Stehen kommen, wie fühlt sich Ihre Aufrichtung nun an nach dieser Erkundung der Atmung? Wie ist Ihr Befinden?

Wiederholungen Sie können so viele Wiederholungen machen, wie Sie möchten. Empfehlenswert sind drei bis zehn Atemzüge pro Position.

Variante Als Variante können Sie je nach Befinden auch die Vagusbremse, das Zischen, das kohärente Atmen oder das Atmen in die verschiedenen Körperteile einzeln durchführen.

Tipps In die Rückseite zu atmen, ist für viele Menschen ungewohnt – aber gerade bei Rückenschmerzen eine wunderbare Möglichkeit, die Muskulatur zu entspannen und sich durch die neue Stabilität der erweiterten Atemräume leichter aufzurichten.

Ein Klient mit wiederkehrenden starken Kreuzschmerzen berichtete mir nach dieser Atemübung, dass er seit dieser Erkenntnis den Atem viel bewusster einsetze, eine entspanntere Haltung entwickelt habe. Dass er sich nun nicht mehr über Muskelkraft und Hohlkreuz aufrichte, was ihm erst durch die Erweiterung des Atemraums nach hinten bewusst geworden sei. Und dass er dadurch viel weniger Rückenschmerzen habe.

Wenn Sie zur Mundatmung wechseln oder beginnen, unregelmäßig oder oberflächlich zu atmen, dann machen Sie eine Pause.

Wirkung In vielen Meditationspraxen wird die Atmung als Anker benutzt, um wahrzunehmen, dass wir im Hier und Jetzt sind. Wir atmen ein und aus. Auch für die ganzheitlichen Bewegungen spielt die Atmung eine Schlüsselrolle. Atmen Sie ruhig und entspannt durch die Nase ein und aus, ist Ihr Nervensystem auch im vorderen Vagus und Sie können Neues lernen. Achten Sie deswegen ganz besonders auf diese ruhige und entspannte Nasenatmung.

Das doppelt so lange Ausatmen wie Einatmen wird Vagusbremse (Seite 60) genannt. Diese Atmung können wir auch allein einsetzen, wenn wir zu sehr im Sympathikus sind, um wieder in den vorderen Vagus zu kommen. Sie ist auch geeignet bei Ängsten und sich anbahnenden Panikattacken. Übrigens können

Sie diese Atmung auch wunderbar mit dem Gehen kombinieren, beispielsweise 4 Schritte einatmen und 8 Schritte ausatmen.

Die Zischatmung (Seite 60) aktiviert das Zwerchfell und hilft, das Nervensystem zu regulieren. Am besten tagsüber immer wieder einbauen und wenn Sie verärgert sind, können Sie den Ärger oder Stress damit gerade »rauszischen«.

Mit dem sogenannten kohärenten Atmen (Seite 60) trainieren Sie den vorderen Vagus. Indem Sie zusätzlich die Zunge an den Gaumen legen, helfen Sie laut der TCM (Traditionelle Chinesische Medizin) Ihrem Körper zusätzlich, die Meridianleitbahnen zu unterstützen und so für eine bessere Leitung und Ausgleich der Energie im Körper zu sorgen. Die Zunge an den Gaumen zu legen, kann auch bei Kopfschmerzen helfen. Wenn wir viel denken, sitzt zu viel Energie im Kopf, die dann nicht entweichen kann. Ein Sprichwort macht es deutlich: »Wir zerbrechen uns über etwas den Kopf.« Wird diese Energie durch die Verbindung der Zunge zum Gaumen nach unten abgeleitet, fließt sie wieder und wird besser verteilt.

Wichtige Hinweise Falls Sie unter Ängsten und Panikattacken leiden, empfehle ich Ihnen, die Atemübungen in Begleitung eines Therapeuten durchzuführen und ganz langsam anzugehen. Mitunter haben Klienten Angst, durch eine veränderte Atmung könnten sich erste Veränderungen in Richtung einer Panikattacke zeigen. Wenn also die Atmung durch Panikattacken innerlich als »Schlüsselempfindung für Gefahr« besetzt ist und die Aufmerksamkeit deswegen normalerweise von der Atmung weggelenkt wird, geht es jetzt darum, diese Bewertung zu »entkoppeln« und neue Erfahrungen zu ermöglichen. Je nach Stärke der Symptome braucht dies jedoch manchmal fachliche Begleitung, damit es ein Erfolgserlebnis und eine Ressource werden kann.

Hintergrundwissen und Fallbeispiel

Eine wichtige Funktion einer freien Atmung ist ein freies Zwerchfell. Das Zwerchfell trennt die Lunge von den unteren Bauchorganen. Ist es durch Mundatmung oder Festhalten der Bauchmuskulatur blockiert, sendet es »Störsignale« an den Nervus vagus. Das Zwerchfell geht normalerweise bei der Einatmung nach unten und drückt die Bauchorgane leicht nach unten und beim Ausatmen wird es wieder an seinen Platz zurückgezogen. Dies ist eine wichtige Funktion, denn so werden die Bauchorgane bei jedem Atemzug massiert, besser durchblutet und mit Sauerstoff versorgt, sodass sie besser arbeiten können. Viele Klienten, die eine ausgeprägte Mundatmung haben oder den Bauch einziehen und damit das Zwerchfell blockieren, haben auch Probleme mit einer trägen Verdauung.

Eine sehr eindrückliche Erfahrung in diesem Zusammenhang durfte ich einmal bei einer Klientin beobachten und begleiten: Eine Klientin um die 30 Jahre litt unter Schmerzen im Rücken, Schulterbereich und Nacken und seit Jahren an Verstopfung. Ohne Abführmittel konnte sie nicht mehr auf die Toilette. Sie entwickelte Depressionen und Ängste und litt unter starken Schlafstörungen und Albträumen. Am Morgen hatte sie große Schmerzen in den Kiefergelenken, weil sie nachts so stark mit den Zähnen knirschte. Neben hochgezogenen Schultern hatte sie eine leicht nach vorne gebeugte Haltung und keine Atembewegung im Bauchbereich. Aufgrund ihrer Geschichte war der Körper für sie einfach lästig und sie versuchte, ihn möglichst auszublenden, um auch die Schmerzen nicht wahrnehmen zu müssen.

Wir arbeiteten zunächst mit kleinen Drehbewegungen und Differenzierung der Augen von der Kopfbewegung. Das heißt, sie lernte, die Augen unabhängig von der Kopfrichtung zu bewegen. Beispielsweise drehte sie den Kopf leicht nach links und die Augen gleichzeitig nach rechts und wieder zur Mitte zurück. Dann erkundeten wir unterschiedliche Kieferbewegungen und tasteten uns so langsam zur Atmung vor. Nachdem ihr von verschiedenen Seiten immer wieder gesagt worden war, sie solle in den Bauch einatmen – sie das aber einfach nicht konnte, weil dieser steinhart war –, konnte sie nach einigen Einzelbehandlungen und der oben beschriebenen Übung der Atemlenkung in der Vorstellung an verschiedene Körperstellen wieder in den Bauch atmen.

Sie beschrieb es als extrem befreiend, lächelte das erste Mal und war durch diese Überraschung richtig zu Tränen gerührt. Und das Beste daran? Der Effekt der Nasen- und Bauchatmung hielt an und half ihr, wieder in Kontakt mit anderen Menschen zu gehen, aktiv das Leben in die Hand zu nehmen – was vorher nicht mehr möglich gewesen ist, weil ihr dazu die Energie, die Lockerheit und der Atem gefehlt hatten!

Aktivierung des Nervus vagus

Die folgende Übung zur Regulierung des Nervensystems durch die Differenzierung der Augen vom Kopf hat sich sehr bewährt, um bei sich anzukommen, Psyche und Körper als Gesundheits-Tandem wieder miteinander zu verbinden und den Impuls zur Zusammenarbeit der beiden neu anzulegen oder wieder aufzufrischen. Falls Sie unter Kopf-, Nacken- oder Schulterschmerzen leiden, könnte Ihnen diese Übung ebenfalls helfen. Auch wenn Sie lange Zeit sitzen müssen, müde sind oder sich auf ein wichtiges Gespräch vorbereiten möchten, dort richtig präsent sein möchten und im Kontakt mit sich und dem Gegenüber sein wollen, lohnt sich diese etwa drei- bis fünfminütige Übung auf alle Fälle!

Die Übung lehnt sich Stanley Rosenbergs »Grundübung« an[17], und wurde von Dr. Rudolf Ingrisch weiterentwickelt.

Ausgangsstellung Setzen Sie sich entspannt aufrecht hin und drehen Sie den Kopf im Sitzen nach rechts und links. Nur so weit, wie es für Sie angenehm ist. Wenn Sie den Kopf ganz langsam drehen, werden Sie spüren, wo dieser Punkt kommt, an dem Sie etwas Kraft aufwenden müssten, um weiterzugehen. Bleiben Sie in diesem angenehmen Bereich und merken Sie sich diesen Punkt.

Ausführung

- Legen Sie sich auf den Rücken. Die Beine können Sie aufgestellt oder lang lassen, je nachdem, wie es für Sie angenehmer ist. Rollen Sie den Kopf auch im Liegen nochmals nach rechts und links und nehmen Sie wahr, wie weit es leicht geht.
- Dann stellen Sie sich – mit geschlossenen oder offenen Augen – einen Lichtstrahl vor, der aus Ihren Augen strahlt. Scheinwerfer oder Sonnenstrahlen oder auch ein inneres Strahlen, das durch Ihre Augen nach außen strahlt und den Bereich hell beleuchtet, auf den Sie mit offenen oder geschlossenen Augen schauen.
- Dann falten Sie die Hände und legen Sie sie unter Ihren Hinterkopf, sodass die Handflächen auf dem Hinterkopf liegen. Sie werden so die Muskulatur und den Schädel spüren.
- Behalten Sie nun den Kopf in der Mitte, geradeaus gerichtet und bewegen Sie Ihre Scheinwerferaugen nach rechts, soweit es für Sie angenehm ist. Der Kopf bleibt entspannt in der Mitte. Atmen Sie ruhig und entspannt weiter.
- Die Scheinwerferaugen leuchten weiterhin nach rechts, der Kopf ist in der Mitte und Sie atmen ruhig und entspannt weiter, bis Sie spüren, dass es eine spontane Reaktion Ihres Körpers gibt. Häufig kann es ein Seufzen, ein tieferes Einatmen, ein Schlucken oder Gähnen sein. Es kann auch sein, dass Sie vermehrten Speichelfluss spüren oder sich der Körper anderwei-

tig meldet. Dies tritt meistens nach 30 bis 60 Sekunden auf. Falls Sie kein Körpersignal spüren sollten, dann atmen Sie etwa 5–7 Atemzüge ruhig und entspannt in dieser Position und leuchten dann mit Ihren Scheinwerferaugen wieder zurück zur Mitte.

- Dann wiederholen Sie die letzten beiden Schritte zur linken Seite.

Endposition Nehmen Sie Ihre gefalteten Hände vom Hinterkopf herunter und rollen Sie nochmals den Kopf nach rechts und links. Was hat sich verändert? Ist der Bewegungsradius vielleicht größer geworden? Oder die Bewegung leichter? Oder sind Ihre Gedanken und Gefühle ruhiger, sind Sie mehr bei sich und verbunden? Spüren Sie kurz nach, setzen Sie sich dann in Ihrem eigenen Tempo auf und drehen Sie auch im Sitzen nochmals den Kopf zum Vergleich.

Wichtige Hinweise Hinweis zur Durchführung in den ersten ein bis zwei Wochen: Bitte legen Sie sich dazu hin. Wenn Sie sich an die Übung gewöhnt haben, können Sie diese auch im Sitzen oder Stehen durchführen. Es kann sein, dass Ihnen die ersten paar Male schwindlig wird durch die blutdruckausgleichende Wirkung der Vagus-Aktivierung. Nach einigen Minuten ist der Schwindel wieder weg und ein gutes Zeichen, dass die Übung gut wirkt! Aber auch wenn Ihnen nicht schwindlig dabei wird, wirkt die Übung. Nur einfach anders spürbar!

Merke Kontraindikation sind frisch operierte Augen, Augenprobleme und Hydrocephalus! Bleiben Sie stets im für Sie angenehmen Bereich.

Fallbeispiel

Zum Abschluss eine kurze Fallgeschichte zu dieser Scheinwerferaugen-Übung zur Aktivierung des Nervus vagus. Ein Klient (Mitte 50) kam einmal völlig aufgelöst in die Stunde, berichtete, was gerade alles schieflief und dass er nicht wisse, wo ihm der Kopf stehe und was er jetzt tun solle. Er wirkte sehr nervös, redete wild durcheinander und machte kaum Redepausen. Ich schlug ihm vor, diese kurze Übung zu machen als Experiment, ob es ihm helfen würde, wieder etwas zu sich zu kommen und Klarheit zu gewinnen. Nach der Übung sah er mich völlig irritiert an und fragte, was ich hier »Magisches« getan hätte – er fühle sich nun innerlich völlig ruhig, geordnet und die Nervosität und das Neben-sich-Stehen seien verschwunden. Das könne doch nicht sein, dass eine solch kurze Übung einen so großen Effekt auf seine Befindlichkeit habe. Meiner Praxiserfahrung nach schildern etwa 8 von 10 Klienten einen ähnlichen Effekt. Wie ist es bei Ihnen?

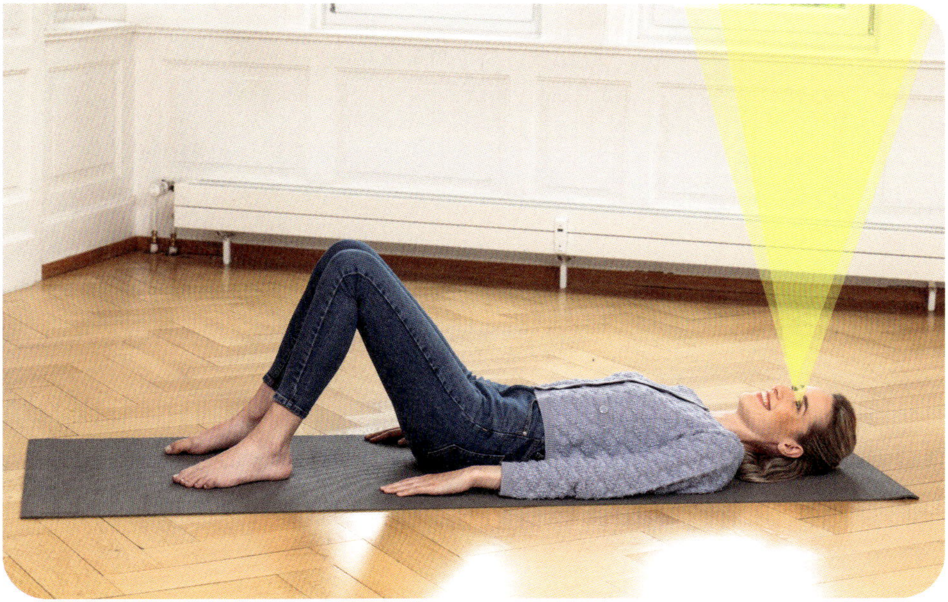

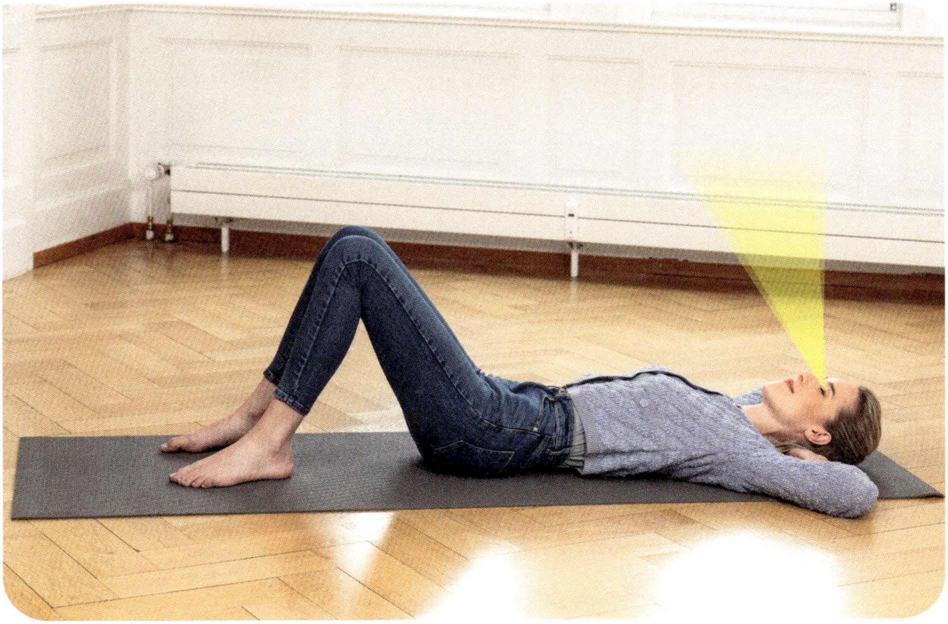

Sich erden und zentrieren

Wie oft wollen wir mit dem Kopf durch die Wand, anstatt auf uns zu hören? Erfahren Sie nun, wie Sie besser auf sich hören lernen und geerdeter in Ihre Mitte kommen.

Noch »schnell« eine Aufgabe beenden (die dann doch viel länger dauert als angenommen ...), zu einem zusätzlichen Termin Ja sagen, obwohl wir innerlich seufzen und uns fragen, wie wir das auch noch schaffen sollen: das sind typische »Mit-dem-Kopf-durch-die-Wand-wollen«-Situationen: Der Körper hat uns bereits einige Zeichen gegeben, dass es Zeit für eine Pause und Erholung ist und trotzdem beachten wir ihn nicht und gehen über unsere Grenzen. Im Bild des Gesundheits-Tandems würde hier die Psyche am Lenker sitzen und den Körper anstacheln, doch noch schneller zu treten – auch wenn dieser keuchend um eine Pause bittet.

Hintergrundwissen

Manchmal schaffen es Psyche und Körper, den Berg gemeinsam zu erklimmen, manchmal bricht der Körper aber auch in Form von Beschwerden einfach zusammen – dann kann die Psyche noch so Druck machen und wütend sein; es geht nichts mehr, beispielweise bei einem Burnout – aber auch bei einer Migräneattacke oder einem Hexenschuss.

Um als Coach immer wieder das Gleichgewicht der Bedürfnisse der beiden herzustellen und zu schauen, dass der manchmal übereifrige Kopf die Mission »Gesundheits-Tandem« dadurch nicht in Gefahr bringt, lohnen sich die folgenden Übungen. Sie helfen, sich immer wieder zu erden und zu zentrieren und aus dieser inneren Haltung heraus zu handeln.

Vielleicht hilft Ihnen die Vorstellung, dass wenn der Kopf alleine die Führung übernimmt (ohne Rücksicht auf die Ressourcen des Körpers), die ganze Energie in den Kopf fließt – dadurch hat der Körper keine Kraftressourcen mehr. Durch die folgenden Übungen können wir die Energie wieder besser verteilen und dadurch auch dem Körper die Ressourcen zur Verfügung stellen, die er braucht, um der Psyche seine Bedürfnisse lauter mitzuteilen. Wenn die Verbindung zur Psyche wieder durchlässiger ist und die Energie wieder vom Kopf bis in die Füße fließen kann, haben wir wieder warme Füße, einen guten Stand, mehr Kraft im Körper und weniger Gedanken im Kopf.

Für Klienten, die sehr im Kopf und im Denken drin sind – von Berufs wegen vielleicht auch hauptsächlich die Psyche brauchen, von Nervosität und Nicht-abschalten-Können im Kopf berichten, ihr Körper eher energielos und schlaff ist oder unter Strom steht und sie sich nicht erholen können, sind die folgenden Übungen vielfach ein Segen.

Fallbeispiel

Eine Klientin Anfang 70 berichtete, dass sie sehr schnell aus dem Gleichgewicht komme, wenn ihr jemand nicht glaube, was sie wahrnehme und sie sich dann selbst nicht mehr vertraue. Obwohl sie eigentlich ein gutes Gespür für sich selbst habe. Sie reagiere bei anderen Ansichten über ihre eigenen Bedürfnisse und Empfindungen sehr schnell verunsichert und verärgert und es beschäftige sie dann noch lange Zeit, ob die andere Person vielleicht doch recht haben könne und sie sich in ihren Empfindungen und Bedürfnissen täusche. Manchmal passe sie sich anderen an und sage dadurch Nein zu sich und gehe mit dem Kopf durch die Wand, was sie dann in Form von körperlichen Beschwerden und Unwohlsein büßte. Ihr half es, ihre eigene Mitte und die Standhaftigkeit ihrer Füße zu spüren, um mehr bei sich anzukommen und sich weniger schnell aus der Balance bringen zu lassen. Als sie nach der Übung wieder an eine solche Stresssituation dachte, fühlte sie sich gelassener und konnte klarer sehen, wie sie zukünftig damit umgehen wollte.

Konzentration auf die Füße

Diese Übung wurde in Anlehnung an ein Seminar bei Dr. Rudolf Ingrisch in meine Praxisarbeit integriert.

Ausgangsstellung Stellen Sie sich bitte hin, die Füße schulterbreit auseinander, die großen Zehen beide nach vorne orientiert. Die Beine sind leicht gebeugt, das Becken in neutraler Stellung, der Rücken entspannt aufrecht und der Blick geradeaus gerichtet. Dann nehmen Sie Ihre Füße wahr: Ruht das Gewicht mehr auf dem rechten oder dem linken Fuß? Nehmen Sie mehr die Ferse oder die Zehen, Innen- oder Außenkante wahr? Wie ist das auf dem rechten Fuß, wie auf dem linken?

Ausführung

- Beginnen Sie, Ihr Gewicht nach rechts und links zu verlagern. Was verändert sich an der Auflagefläche Ihrer Füße?
- Und was verändert sich, wenn Sie das Gewicht leicht nach vorne in Richtung Zehen und nach hinten in Richtung Ferse verlagern? Wo spüren Sie den Druck? Bleiben Sie bitte jederzeit mit dem ganzen Fuß in Kontakt zum Boden!
- Stellen Sie sich eine Mittellinie vor, die von Ihrem Scheitelpunkt durch Ihre Wirbelsäule hindurch bis zwischen Ihre beiden Füße geht. ❶ Beginnen Sie dann, um Ihre Mittellinie zu kreisen. Das heißt, Sie verlagern das Gewicht von der Ferse des einen Fußes auf die Ferse des anderen, von dort nach vorne in Richtung Zehen, dann auf den anderen Fuß in Richtung Zehen und von dort wieder in Richtung Ferse. Wie rund ist dieser Kreis? Ist es ein Kreis oder eher ein Oval? Wo geht das Kreisen leicht, wo eher weniger? ❷
- Werden Sie dann immer kleiner mit den Kreisen, bis Sie in Ihrer Mitte angekommen sind. Halten Sie kurz inne und spüren Sie nach, wie sich diese Mitte anfühlt, wie die Gewichtsverteilung auf den Füßen ist, Ihre Mitte durch Ihren gesamten Körper spürbar.
- Dann kreisen Sie langsam wieder nach außen um Ihre Mittellinie herum und wechseln dann die Richtung. Wie ist es, in die andere Richtung zu kreisen? Werden Sie auch hier langsam kleiner mit den Kreisen, bis Sie wieder in Ihrer Mitte angekommen sind.

Endposition Gehen Sie dann mit dieser Bewusstheit der eigenen Mitte einige Schritte vorwärts und rückwärts und spüren Sie nach, was sich verändert hat, zentriert zu gehen und zu stehen, bewusst in der Mitte zu sein.

Wiederholungen Kreisen Sie so lange, wie es für Sie angenehm ist und Sie mit der Aufmerksamkeit dabei sein können. Empfohlen sind zwei bis zehn Wiederholungen der Kreise und Gewichtsverlagerungen zu Beginn.

Variante Sie können auch die Atmung bewusst dazunehmen. Besonders geeignet sind die Vagusbremse (Seite 60) oder das kohärente Atmen (Seite 60).

Tipps Sie können zusätzlich Ihre Hände auf Unterbauch und Lendenwirbelsäule legen, um die Atmung zu vertiefen und die aufrechte Haltung zu unterstützen. Wichtig ist, die Arme möglichst entspannt zu lassen.

Wirkung Die Aufmerksamkeit wird in die Füße gelenkt. Sie spüren »den Boden unter den Füßen« wieder bewusst, fühlen sich geerdeter. Die Vorstellung der Mittellinie und das Einpendeln in die eigene Mitte zentriert und gibt wieder ein Gefühl der inneren Stabilität. So wird es möglich, aus der eigenen Mitte heraus zu denken und zu handeln. Besonders hilfreich ist diese Übung in stressigen Situationen, um wieder zu sich zu kommen, bei Nervosität, Unsicherheit und Angst und wenn man zu sehr im »Außen« ist.

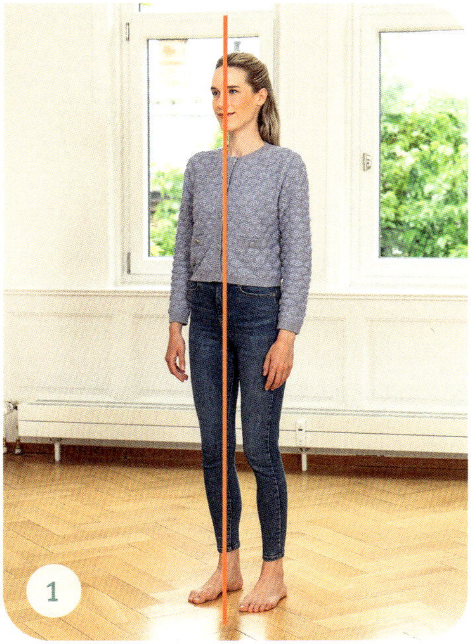

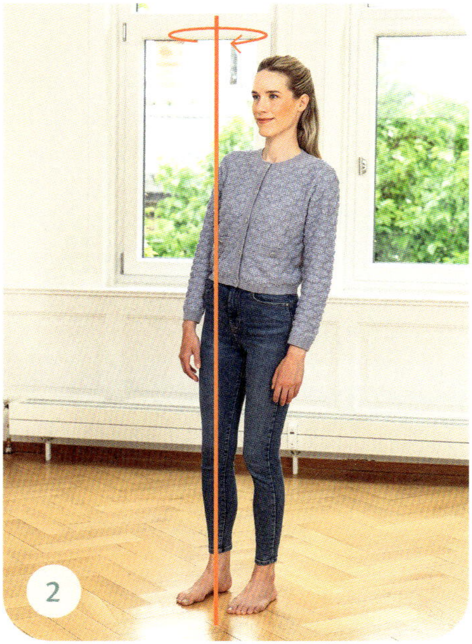

Vitaminbach-Ganzkörperatmung

Diese Vorstellungsübung ist als Ergänzung zu den ganzheitlichen Bewegungen der Feldenkrais-Methode sehr hilfreich – stammt allerdings aus dem Medizinischen Qigong von Meister Jumin Chen. Da sie sich jedoch sehr bewährt hat – gerade, wenn jemand im Kopf ist und vielleicht einen Moment braucht, um im Körper anzukommen –, möchte ich Ihnen diese Übung auf keinen Fall vorenthalten!

Ausgangsstellung Legen Sie sich bequem auf den Rücken. Alternativ können Sie sich auch setzen und sich eine Vitamindusche oder einen -wasserfall vorstellen.

Ausführung Stellen Sie sich vor, Sie sind in einem wunderschönen Wellnesshotel. Im Wellnessbereich vor dem Hotel in einer fantastischen Landschaft gibt es einen angenehm warmen »Vitaminbach«, der vor sich hinplätschert. Es ist ein ganz spezieller Bach. Denn das Wasser enthält alle Vitamine, Mineralstoffe, bestimmte Entspannungsperlen und Energiekügelchen, die Sie gerade benötigen. Alles, was Sie brauchen, ist genau so enthalten. Während das Wasser angenehm warm vom Scheitelpunkt bis zu den Füßen weiter fließt, nehmen die Zellen in Ihnen alles auf, was sie brauchen, und geben ab, was nicht mehr benötigt wird. Der Vitaminbach fließt um Sie und durch Sie hindurch – so wie es für Sie gerade angenehm ist. Sie können alles abgeben, was Sie nicht mehr brauchen, und es mit jedem Ausatmen dem Wasser mitgeben, das über Ihre Fusssohlen wegfließt. Und Sie können darauf vertrauen, dass Sie genau das aufnehmen werden, was Sie brauchen, was Ihnen guttut und was Sie stärkt. Atmen Sie ruhig und entspannt über die nächsten sechs bis sieben Minuten und spüren Sie den Effekt des Vitaminbachs, der durch Sie hindurchfließt! Genießen Sie das erfrischende und gute Gefühl im Wissen, dass Sie jederzeit Ihren Vitaminbach wieder aktivieren können, wenn Sie ihn im Alltag brauchen!

Variante Sie können das Wasser auch zuerst über Ihren Scheitelpunkt, den rechten Arm und die rechte Körperseite entlang bis zu den Füßen fließen lassen. Nach einer Weile lenken Sie das Wasser auf Ihre Rückseite, dann auf die linke Körperseite und die Vorderseite. Oder so, wie Sie es gerade brauchen und es sich gut anfühlt.

Wirkung Durch die Vorstellung lenken wir die Aufmerksamkeit auch wieder vom Kopf in die Füße. Dies führt zu einer allgemeinen Entspannung und besserem Energiefluss durch den Körper. So wird das Sich-Erden und Zentrieren unterstützt. Weiter eignet sich diese Übung sehr gut bei »kopflastigen« Menschen mit einer starken Vorstellungskraft, um einen Zugang vom geschäftigen Außenleben zu ihrem Körper zu finden.

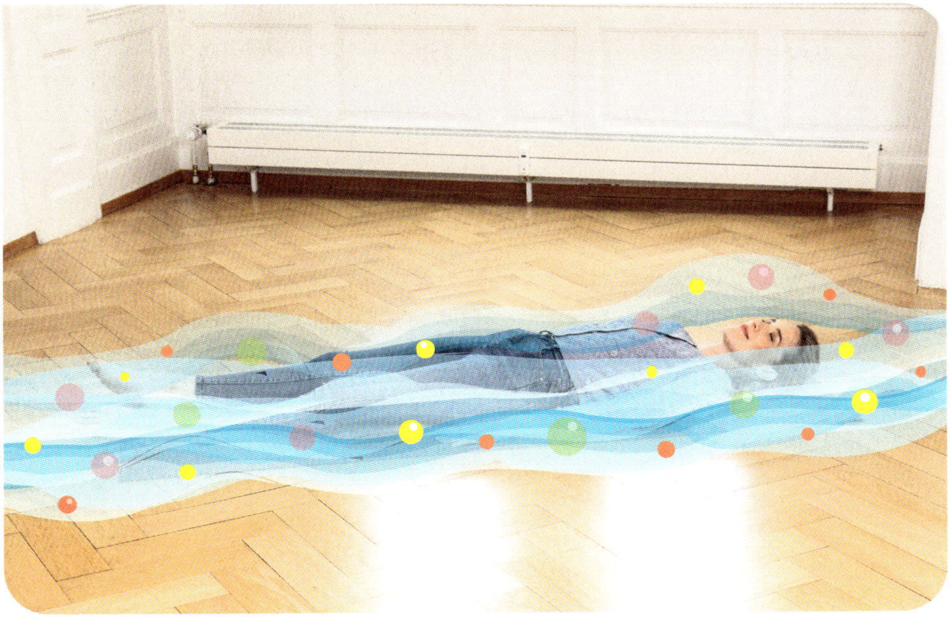

In der Mitte ankommen

Als Erwachsene agieren wir viel mit Händen und Armen und mit der muskulären Kraft der Extremitäten. Die Verbindung zum Rumpf, zu unserer Mitte, wird dabei vernachlässigt. Diese Übung hilft Ihnen, die Verbindung zu Ihren Extremitäten herzustellen und von der Mitte dadurch flexibler, entspannter und aufrechter durch den Alltag zu gehen.

Ausgangsstellung Legen Sie sich bitte auf den Rücken, die Beine sind nach Möglichkeit lang. Nehmen Sie wahr, wo Sie im Moment auf Ihrer Rückseite im Kontakt mit dem Boden sind. Dann stellen Sie sich eine Mittellinie vor, die von Ihrem Scheitelpunkt über das Kinn, die Wirbelsäule hinunter bis zwischen Ihre beiden Füße geht. Wie sieht die aus? Ist die gerade, gebeugt, kurvig? Können Sie diese Mittellinie überall wahrnehmen, oder gibt es Stellen, an denen die Linie ganz dünn, kaum wahrnehmbar wird oder sogar ganz unterbrochen ist? Dann stellen Sie sich bitte zusätzlich zur Mittellinie zwei Diagonalen vor: Die eine geht von Ihrer rechten Schulter zur linken Hüfte, die andere von der linken Schulter zur rechten Hüfte. Wo kreuzen sich die beiden Diagonalen? Und auf welcher Höhe kreuzen sie die Mittellinie? ❶

Ausführung

- Stellen Sie beide Beine auf, und zwar so, dass sie ohne Muskelkraft von selbst eigenständig stehen. Rollen Sie dann den Kopf nach rechts und links – soweit es leicht geht. Der Kiefer bleibt dabei locker, die Atmung fließt ruhig und entspannt weiter. Spüren Sie nach: Wie weit geht diese Bewegung leicht?
- Kippen Sie die Knie etwas nach rechts und wieder zurück zur Mitte. Dann dasselbe nach links und zurück. Beobachten Sie, was sich im Kontakt der Fußsohlen verändert und wie das Becken leicht nach rechts und links mit rollt. Spüren Sie die Gewichtsverlagerung beim Becken und auch eine Drehung in der Wirbelsäule?
- Rollen Sie als Nächstes den Kopf in dieselbe Richtung mit dem Kippen der Knie. Die Bewegung kann klein bleiben – es geht darum, dass Sie wahrnehmen, was auf Ihrer Rückseite passiert, und dass Sie Kopf und Knie gleichzeitig wieder zurück in die Mitte bringen. Wie weit in der Wirbelsäule ist diese Rollbewegung nun spürbar?
- Dann drehen Sie die Bewegung um: Wenn der Kopf nach links rollt, kippen die Knie nach rechts und umgekehrt. Wie geht das? Beobachten Sie die Unterschiede in der Wirbelsäulendrehung und der Auflagefläche Ihrer Rückseite auf dem Boden. Sind Sie eher gewohnt, Kopf und Knie miteinander in dieselbe Richtung zu bewegen oder in die Gegenrichtung? ❷
- Wiederholen Sie den letzten Schritt und nehmen Sie wahr, was sich verändert hat. Geht es nun leichter?

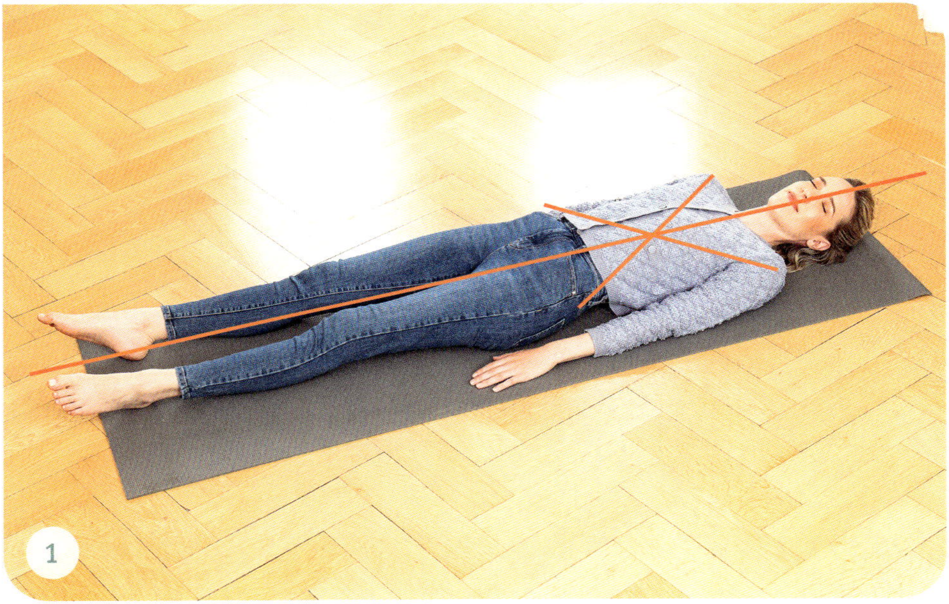
1

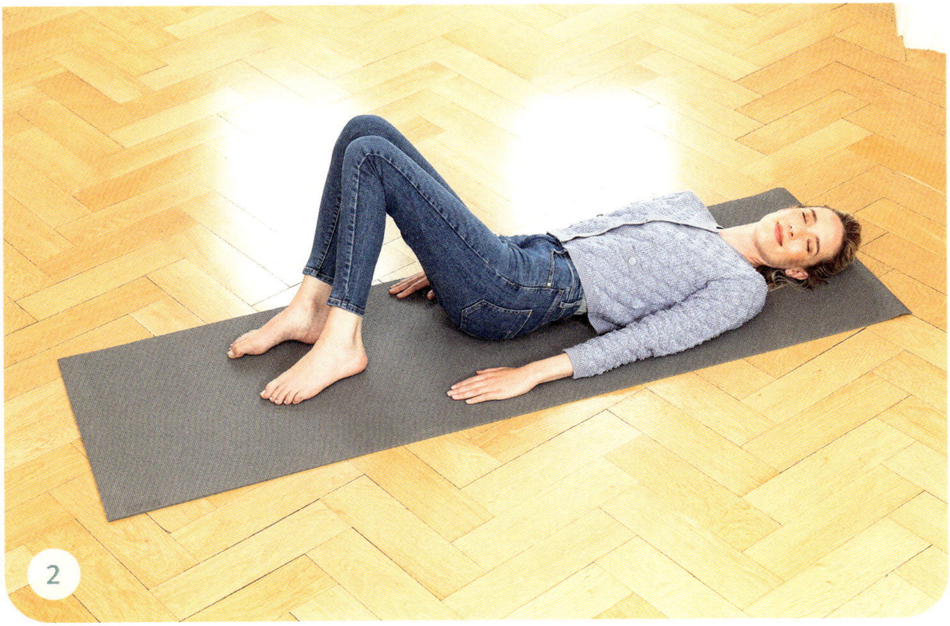
2

- Machen Sie eine kurze Pause mit entspannt gestreckten Beinen und kehren Sie mit der Aufmerksamkeit zur Mittellinie zurück. Wie hat sich diese verändert? Ist sie vielleicht an gewissen Stellen klarer geworden oder hat sich die Form verändert?
- Stellen Sie beide Beine wieder auf, drehen Sie nochmals den Kopf nach rechts und links. Wie hat sich die Bewegung im Vergleich zum Beginn verändert? Ist sie leichter geworden, mit einer anderen Qualität? Oder geht es weiter als zu Beginn, ohne dass Sie sich anstrengen müssen?
- Bringen Sie als Nächstes Ihren rechten Fuß vom Boden weg, sodass sich Ihr Knie in Richtung Kopf bewegt, und umfassen Sie mit der linken Hand Ihre rechte Kniescheibe. Dann bewegen Sie den rechten Fuß in Verbindung mit der Hand in Richtung Boden. Achten Sie darauf, dass Sie Arm und Schulter sowie Nacken und Kiefer dabei locker lassen und nur so weit gehen, wie es angenehm für Sie ist. Was verändert sich an der Auflagefläche auf der Rückseite? Wo können Sie Spannung loslassen, die für diese Bewegung nicht benötigt wird, damit die Schulter in Verbindung mit dem Knie diagonal mitgehen kann? Machen Sie die Bewegung ein paar Mal, stellen Sie dann den Fuß wieder ab und ruhen Sie sich aus. ❸
- Wiederholen Sie dasselbe mit dem linken Fuß und der rechten Hand am Knie. Was ist der Unterschied? Wo berührt bei dieser Bewegung die Rückseite deutlicher den Boden und intensiviert sich der Kontakt?
- Ruhen Sie sich nochmals aus und nehmen Sie wahr, wo Sie jetzt überall aufliegen. Wie hat sich die Mittellinie verändert? Wie die beiden Diagonalen? Wie spürbar sind diese? Und wo kreuzen sie sich auf der Mittellinie?
- Strecken Sie dann Beine und Arme diagonal von sich weg, wie wenn Sie ein großes X auf dem Boden bilden möchten. Dann stellen Sie sich vor, dass Sie jemand abwechselnd ganz leicht an der Ferse diagonal in die Länge zieht (wirklich ganz, ganz leicht und eine kleine Bewegung!) und am gegenüberliegenden Arm. Spüren Sie die Verbindung zwischen dem rechten Bein und dem linken Arm, zwischen dem linken Bein und dem rechten Arm? Was passiert in Ihrer Mitte, dass die Bewegung noch leichter werden kann? Wo können Sie noch Spannung loslassen, damit diese Diagonale durchgängiger wird?

Endposition Machen Sie nochmals eine Pause und nehmen Sie erneut wahr, wie präsent die Mittellinie und die beiden Diagonalen sind, wo Sie Bodenkontakt haben. Rollen Sie sich dann auf eine Seite, kommen Sie langsam ins Stehen. Wie ist Ihre Aufrichtung jetzt? Gehen Sie ein paar Schritte vorwärts, eventuell auch rückwärts, und beobachten Sie auch hier die Unterschiede durch die Stärkung der Diagonalen und Ihrer Mitte. Wie schwingen die Arme mit beim Gehen? Wie geht das Becken mit? Wie dreht sich die Wirbelsäule beim Gehen?

Variante Nach einer ersten Erkundung können Sie auch einzelne Bewegungen herausgreifen und diese dann in kürzerer Zeit als Erinnerung für Ihr Körpergedächtnis wiederholen und in den Alltag einbauen.

Wirkung Diese Übung eignet sich neben Erdung, Verbindung zu den Extremitäten und dem Wiederfinden der Mitte ebenfalls, um in eine entspannte Aufrichtung zu kommen, den Kopf zu befreien und eine gelassene innere und äußere Haltung zu fördern. Bewährt hat sie sich auch bei einengenden Gedanken im Rahmen von Ängsten oder depressiven Symptomen und Verspannungen im Rücken-, Becken-, Schulter- und Nackenbereich sowie Verstopfung und einem blockierten Zwerchfell bzw. nicht freier Atmung.

Wichtige Hinweise Vor allem beim »X« ist es wichtig, ganz kleine und sanfte Bewegungen zu machen, um wirklich den Effekt der Verbindungsherstellung über Schulter- bzw. Hüftgelenk zur Mitte herzustellen und diese Diagonalen richtig wahrzunehmen.

Diese Übung können Sie sich auch anhören (Seite 183).

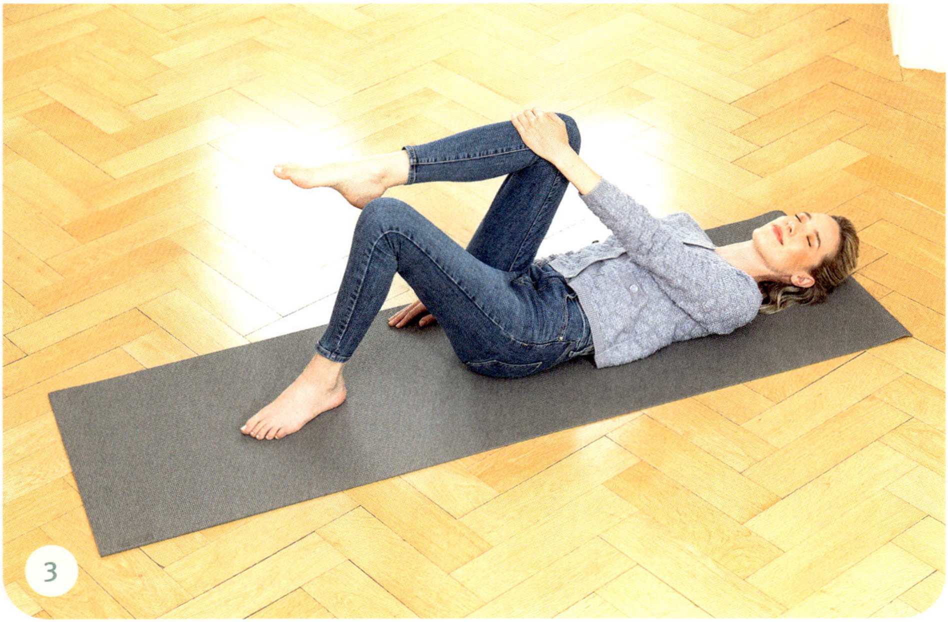
3

Ins Gleichgewicht und Vertrauen kommen

Meist spüren wir unsere Mitte erst, wenn wir aus dem Gleichgewicht geraten sind. Wie nehmen Sie wahr, dass Sie in Ihrer Mitte und geerdet sind? Vielleicht mit einer freien Atmung oder einem entspannten Lächeln im Gesicht?

Das Becken wird in vielen Kulturen als »die Mitte« bezeichnet, da hier der Schwerpunkt unseres Körpers liegt. Andere Bezeichnungen sind hier »Hara« oder »Dantian«. Geraten wir aus dem Gleichgewicht, liegt der Schlüssel zur Besserung meist im Beckenbereich und den Hüftgelenken.

Wieder in die Mitte kommen

Vor ein paar Monaten machte ich eine sehr prägende Erfahrung, was es heißt, aus dem Gleichgewicht zu kommen und das Vertrauen zu verlieren. Ich war auf ein Seminarwochenende als Mitleiterin eingeladen worden. Vorher war ziemlich viel los und ich war froh, alles gut »unter einen Hut« gebracht zu haben. Bereits während des ersten Kurstages spürte ich, dass ich überhaupt nicht in meiner Mitte war und ich Dinge persönlich nahm, die gar nicht so gemeint waren. Aus Erfahrung wusste ich, dass dies jeweils passiert, wenn ich gestresst bin. Doch das Ausmaß war mir ganz neu und ich fühlte mich während des Kurstages von verschiedenen Menschen angegriffen und zurückgewiesen. Beim Abendessen sagte ich dann zum Seminarleiter, dass ich den Eindruck hätte, dass heute alles ein wenig »schräg« gelaufen sei und ich nicht wisse, woran das liege. Er bot mir an, mich osteopathisch zu behandeln. Das Resultat? Mein Becken war völlig schräg gewesen! Kaum hatte er es wieder gerade ausgerichtet, ging es mir auch stimmungsmäßig viel besser und ich konnte

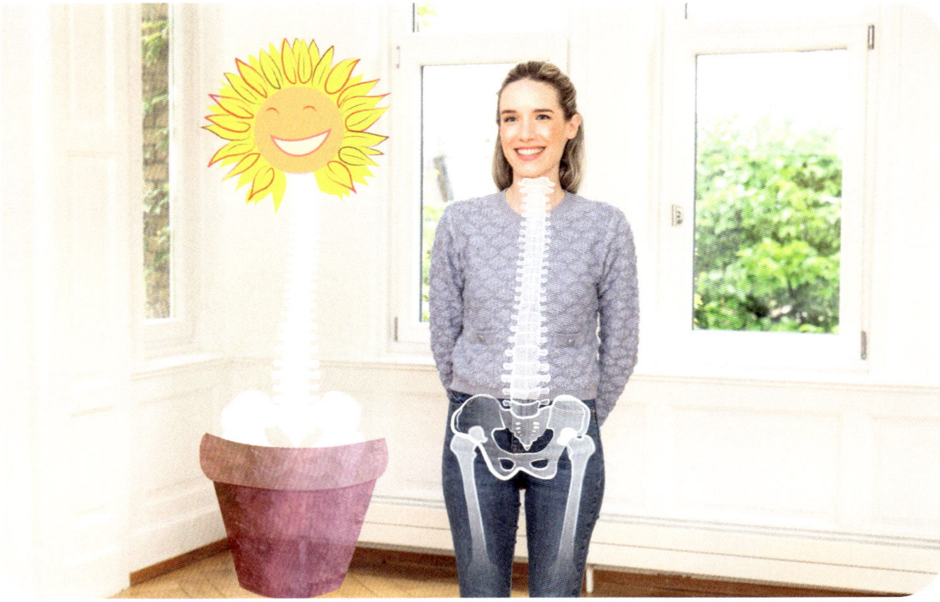

den Tag anders reflektieren und nichts mehr war »schräg«. Der zweite Seminartag lief dann voller Leichtigkeit und Freude und ich war auch wieder in Verbindung und im Vertrauen durch das wiedergewonnene Gleichgewicht.

Hintergrundwissen

Das Becken ist der größte Knochen unseres Körpers und sammelt wie ein Becken alles: Das Becken dient als Fundament und daraus entspringt die Wirbelsäule. Der Kopf ruht auf der Wirbelsäule bei einer entspannten Aufrichtung. Stellen Sie sich eine Vase mit einer Sonnenblume vor: Steht die Vase schräg und ist sie nicht schwer genug, droht die Sonnenblume bei einem Windstoß umzukippen. Bei uns Menschen geschieht dies nicht so schnell, da wir noch Muskeln haben, die bis zu einem gewissen Grad dagegenhalten und ausgleichen können. Aber sind die Muskeln über längere Zeit verspannt, dann stockt die Atmung, wir sind nicht locker im Körper und es ist ebenfalls ein Leichtes, uns aus dem Gleichgewicht zu bringen.

Bewegungsexperiment

Für dieses kurze Bewegungsexperiment brauchen Sie einen Partner:

- Stellen Sie sich aufrecht hin, Ihr Partner im 90-Grad-Winkel auf Schulterhöhe. Spannen Sie nun möglichst viele Muskeln in Ihrem Körper an, halten Sie den

Atem an, beißen Sie auch auf die Zähne und ziehen Sie die Schultern nach Möglichkeit etwas hoch. Dann soll Ihr Partner Ihnen von der Seite einen Schubs am Oberarm zur Seite geben. Wie stabil stehen Sie?

- Dann atmen Sie durch die Nase bewusst in Ihren Unterbauch, etwas unterhalb vom Nabel, stellen Sie sich schulterbreit hin, gehen leicht in die Knie und schauen, dass Ihr Becken in einer neutralen Stellung ist, Sie also möglichst entspannt und aufrecht stehen können. Dann soll Ihr Partner Ihnen beim Ausatmen nochmals einen gleich starken Schubs am Oberarm geben. Wie empfinden Sie jetzt Ihre Stabilität und Ihr Gleichgewicht?

Um das Becken als »Sammelbecken« in einer neutralen Stellung zu halten, sodass nichts »ausleert« und durch Muskulatur gehalten werden muss, sondern vom Skelett getragen wird, braucht es neben einer ruhigen, entspannten Atmung die Hüftgelenke. Diese Kugelgelenke, die wir von außen nicht spüren können und die sich dreidimensional bewegen lassen, sind für die Stellung des Beckens und damit die Aufrichtung verantwortlich. Ein bewegliches und freies Becken kann es nur dann geben, wenn die Hüftgelenke beweglich sind! Die Hüftgelenke sind Dreh- und Angelpunkt für das Becken und wichtig für ein entspanntes, aufrechtes Sitzen.

Wo diese Hüftgelenke ungefähr liegen, können Sie sich vorstellen, wenn Sie aufstehen und die Hände am Übergang zwischen Bein und Becken einstützen. Gehen Sie dann etwas in die Knie und neigen Sie den Oberkörper nach vorne, so als ob Sie sich hinsetzen möchten. Genau in dieser Beuge im Innern befinden sich die Hüftgelenke! ❶

Kompensationshaltungen

In unserem Alltag passiert es schnell, dass die Hüftgelenke vergessen werden und in der Folge steif werden. Wir drehen uns dann aus dem Kreuz und der Lendenwirbelsäule heraus, da häufig auch die Brustwirbelsäule und die oberen Rippen steif geworden sind – beispielsweise durch hochgezogene Schultern. Das führt vielfach dazu, dass der Kreuzbereich genötigt wird, sich in einer Art zu bewegen, für die er nicht gemacht ist.

Meist sind die Muskeln rund um das Hüftgelenk und Becken durch das viele Sitzen angespannt, ungleich gedehnt und verkürzt und wir beginnen, zu kompensieren: Wir sitzen in einem Hohlkreuz, damit der vordere Hüftbeuger verkürzt bleiben kann, oder wir neigen den Oberkörper nach vorne oder runden den Rücken, um am Hüftbeuger nichts zu ändern. Dadurch werden wir in unserer Mitte steif und unbeweglich, was sich auf unsere restliche Haltung und den Körper auswirkt. Eine lockere Aufrichtung des Beckens über bewegliche Hüftgelenke ist so blockiert. Wir sitzen verspannt und stehen und gehen auch dementsprechend »verklemmt«, schwer und angespannt durchs Leben. ❷

Durch diese falschen Anspannungen und Dauerüberbelastung können sich wunderbar Rückenschmerzen, auch Hexenschüsse und Kreuzschmerzen entwickeln, weil die Muskulatur zu viel Halteaufgaben vom Skelett übernehmen muss und daher zu viel zu tragen und zu kompensieren hat (anstatt sich um Bewegungen und Richtungswechsel zu kümmern). Ist das Becken in neutraler Stellung, sodass das Skelett uns aufrichtet und die Muskeln für Bewegungen und nicht fürs Halten zuständig sind, sitzen wir entspannt. ❸

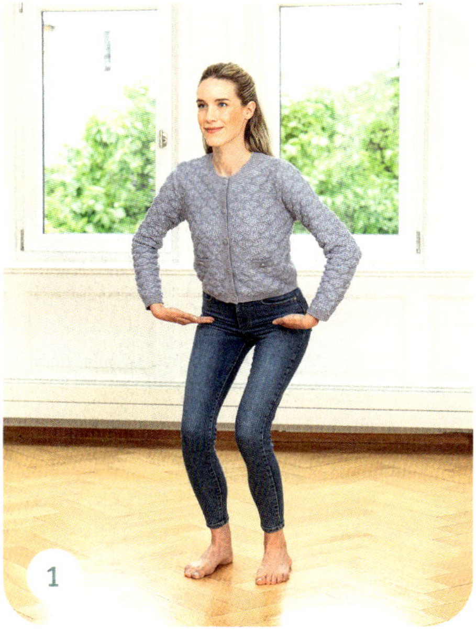

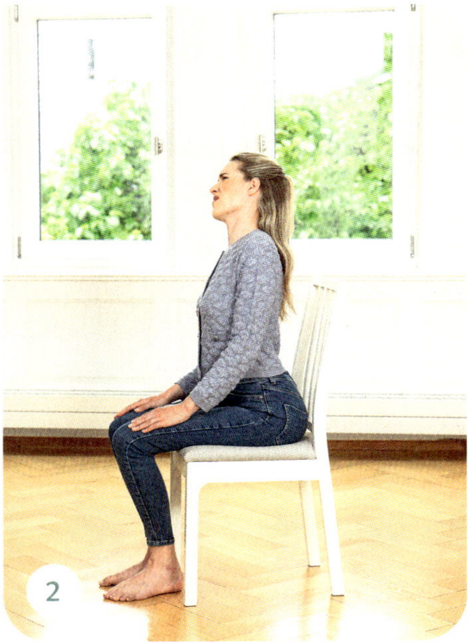

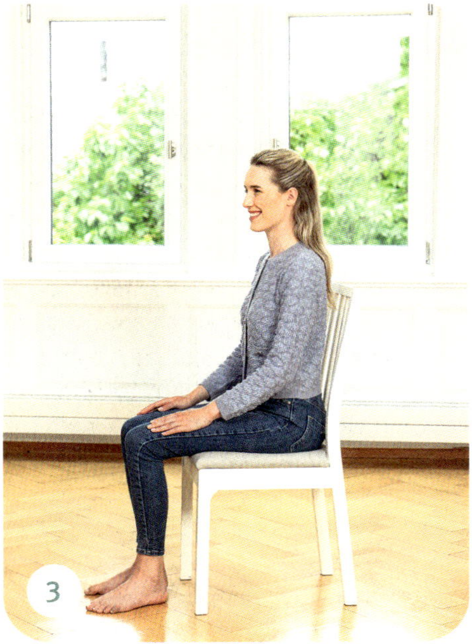

Hüftgelenke und Becken erkunden

Für ein gutes Gleichgewicht, eine entspannte Aufrichtung und Atmung sind auch die Füße und Beine im Zusammenspiel mit den Hüftgelenken und dem Becken wichtig. In der nachfolgenden Übungssequenz erfahren Sie den Zusammenhang zwischen Füßen, Hüftgelenken, Becken und Wirbelsäule.

Danach zeige ich Ihnen, wie Sie die Hüftgelenke auch im Alltag in ein paar Minuten immer wieder präsent und beweglich halten können. Dies setzt aber voraus, dass Ihnen die körperlichen Zusammenhänge bewusst sind und Sie eine Idee davon haben, worum es wirklich geht. Manchmal lohnt es sich, die längere Übungssequenz immer wieder mal in den Alltag einzubauen – mir persönlich wurden diese Zusammenhänge erst nach einigen Jahren Feldenkrais-Arbeit und einer Fortbildung bei Alan Questel so richtig klar. Ihm verdanke ich auch diese Erkundungsübung.

Hinweis zu Beginn Für diese Übung im Liegen benötigen Sie ein Frotteetuch für den Kopf als Unterstützung in Seitlage und einen Stift, den Sie dann unter die Ferse legen – und zwar am Übergang von der Ferse zum Fußgewölbe. Schauen Sie sich hierfür in Ruhe die Abbildung (Seite 85) an. ❶

Vorbereitung Gehen Sie im Raum umher, bleiben Sie immer wieder stehen und beobachten Sie Ihre momentane Aufrichtung. Wo befindet sich Ihre Mittellinie, ausgehend vom Scheitelpunkt bis zwischen Ihren beiden Füßen? Hat sie Kurven oder ist sie gerade? Wie sind die Füße, Knie, das Becken, die Schultern und der Kopf übereinander aufgerichtet? Wie ist die Schrittlänge rechts und links? Sie können dasselbe auch im Rückwärtsgehen erkunden. Bleiben Sie dann stehen und schwingen Sie ein Bein (halten Sie sich allenfalls fest!), dann das andere. Wie weit geht es leicht nach vorne und hinten, ohne dass Sie den Rücken als Hilfe beim Schwingen mitnehmen? Sie können sich auch mal auf ein Bein stellen, dann Arme und Beine in alle möglichen Richtungen schwingen und wahrnehmen, wie Ihr Gleichgewicht gerade ist. Für die TänzerInnen unter Ihnen: Sie können zusätzlich auch noch ausprobieren, wie es ist, eine liegende Acht mit dem Becken zu zeichnen (wie beim Bachata- oder Salsa-Tanzen). Wie leicht geht dies vor der Übung?

Ausgangsstellung

- Legen Sie sich bitte auf den Rücken, die Beine aufgestellt. Wo spüren Sie Kontakt zum Boden, wo ist der Rücken weg vom Boden? Was für einen Abdruck ergäbe es, wenn Sie im warmen Sand lägen?

Ausführung Teil A:

- Geben Sie nun etwas Druck durch beide Füße, sodass das Becken leicht zu rollen beginnt. Einmal geht die Lendenwirbelsäule noch mehr in Richtung Boden und das Steißbein etwas vom Boden weg, dann gerade umgekehrt. Wie geht dies im Moment? Welche Richtung fühlt sich leicht an für Sie? ❷

- Variieren Sie mit Ihren Füßen: Stellen Sie sie mal näher zum Becken, mal weiter auseinander etc. und geben Sie wieder etwas Druck durch die Füße. Wie verändert sich der Kontakt von Becken und Rücken zum Boden und auch der Druckpunkt der Füße?
- Wählen Sie nun eine Seite aus – beispielsweise die rechte. Geben Sie weiter einen Druck über den rechten Fuß, das rechte Knie bewegt sich dabei in Richtung Fuß und das Becken hebt sich auf der rechten Seite leicht vom Boden ab, sodass Sie eine Gewichtsverlagerung auf die linke Gesäßhälfte spüren. Das Becken rollt sozusagen nach links durch den Druck des rechten Fußes. Wie geht dies leicht? Experimentieren Sie mit verschiedenen Fußpositionen: Drücken Sie mal mit der Fußaußenkante, der -innenkante, den Zehenballen und der Ferse. Was machen die Atmung und die Kiefergelenke, die Bauch- und Rückenmuskeln – können diese entspannt bleiben?
- Bringen Sie dann den Stift unter das Ende Ihrer rechten Ferse – dort, wo die Ferse in das Fußgewölbe übergeht in Richtung der Zehen. Geben Sie genau auf die Stelle, wo der Stift nun ist, Druck und heben Sie weiter das Becken leicht, sodass es nach links rollt und sich rechts hebt. Wie geht das jetzt? Hat sich nochmals etwas verändert? Geht es nun vielleicht leichter oder kraftvoller?
- Nehmen Sie den Stift wieder unter dem Fuß hervor und vergleichen Sie: Heben Sie mal die rechte, dann die linke Beckenhälfte, dann beide gleichzeitig. Wie geht das jetzt? Was hat sich verändert? Ruhen Sie sich danach aus und machen Sie eine Pause.

Ausführung Teil B:

- Strecken Sie das rechte Bein aus, das linke bleibt aufgestellt. Beginnen Sie dann, das rechte Bein ein klein wenig nach rechts und links zu rollen, indem Sie sich vorstellen, dass der große Zeh wie ein kleiner Hebel ist, den Sie nach rechts und links lenken und so das gesamte Bein rollen kann. Bleiben Sie bei ganz kleinen Bewegungen und nehmen Sie wahr, was im Hüftgelenk passiert.
- Dann verlängern und verkürzen Sie die rechte Ferse. Was passiert im Hüftgelenk? Wann geht das Becken mit? Was passiert in den oberen Rippen?
- Stellen Sie nochmals beide Beine auf und heben Sie abwechselnd beide Beckenseiten und dann beide zusammen durch Druck durch die Füße. Was hat sich verändert? Ruhen Sie sich aus und lassen Sie die Bewegungen nachwirken.
- Beide Beine sind weiterhin aufgestellt. Kippen Sie nun beide Knie etwas nach rechts und links, die Füße bleiben dabei aufgestellt und in Bodenkontakt. Halten Sie in der Mitte wieder

inne. Dann bewegen Sie nur das rechte Knie ganz wenig nach rechts und links. Wann ist es eine Bewegung des Beins aus dem Hüftgelenk heraus und wann kommt das Becken und das andere Bein mit in die Bewegung? Finden Sie diesen Punkt!

- Wiederholen Sie dasselbe mit dem linken Knie. Gibt es Unterschiede, wann das Becken rechts aktiviert wird und wann links?
- Kippen Sie das linke Knie nach links und bewegen Sie gleichzeitig das rechte Knie fußwärts, wie vorher durch Druck durch den rechten Fuß, sodass sich die rechte Gesäßhälfte leicht anhebt und Sie in ein kleines Rollen auf die linke Gesäßhälfte kommen, und kommen Sie zurück zur Mitte. Machen Sie dann eine Pause. ❸

Falls Sie noch weiter experimentieren möchten, fahren Sie hier in Seitlage weiter. Ansonsten gehen Sie zum Abschluss der Übung direkt in die Endposition.

Ausführung Teil C:

- Legen Sie sich auf die linke Seite, die Beine angewinkelt, als würden Sie auf einem Stuhl sitzen. Sie können Ihren linken Arm oder ein zusammengefaltetes Frotteetuch unter den Kopf legen, damit der Kopf in Verlängerung der geraden Wirbelsäule zu liegen kommt und Sie angenehm liegen. Beginnen Sie dann abwechselnd die Ferse und Fußspitze etwas anzuheben – als wenn Sie dort zwei Scharniere hätten, also einmal bei der Fußspitze, wenn sich die rechte Ferse von der linken entfernt, und einmal bei der Ferse, wenn sich die rechte Fußspitze von der linken entfernt. Bleiben Sie bei ganz kleinen Bewegungen und beobachten Sie, was im Unterschenkel, Oberschenkel und Hüftgelenk passiert.
- Dann stellen Sie sich ein Scharnier zwischen den beiden Füßen vor. Das rechte Knie entfernt sich vom linken, die Füße bleiben zusammen – das Scharnier öffnet sich und schließt sich wieder. Dann bildet das Knie das Scharnier und die Füße entfernen sich voneinander. ❹ Sie können diese Bewegung noch leichter machen, indem Sie mit dem Becken mitrollen nach vorne und zurück. Machen Sie eine kleine Pause und ruhen Sie sich in Seitlage aus.
- Lassen Sie das rechte über das linke Bein nach hinten gleiten – wie wenn Sie dort etwas wegdrücken möchten mit entspannter Fußfläche – und kommen Sie wieder zurück. Beobachten Sie, wie sich dabei Ihr Hüftgelenk öffnet und schließt. Wie rollt das Becken mit zur Unterstützung? Und was passiert im Hüftgelenk des unteren Beins? Erkundigen Sie diese Bewegung ein paar Mal und machen Sie dann in Rückenlage Pause.

Endposition Stellen Sie in Rückenlage Ihre Beine auf und vergleichen Sie ein letztes Mal, wie es sich nun anfühlt, wenn Sie die beiden Beckenseiten abwechselnd anheben und dann durch

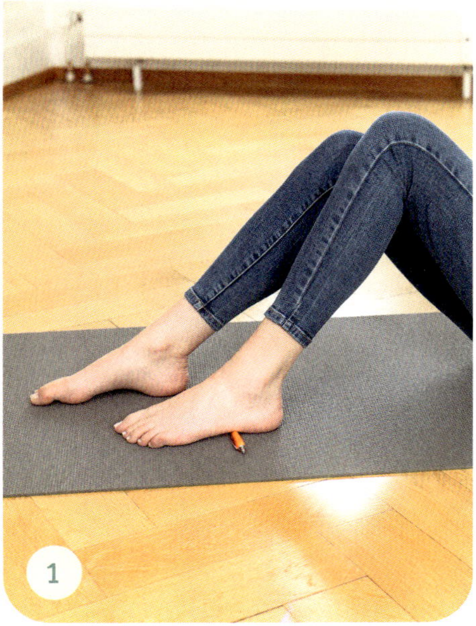
1

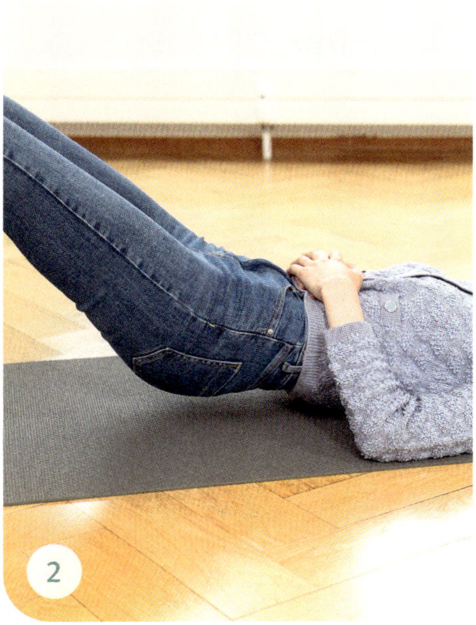
2

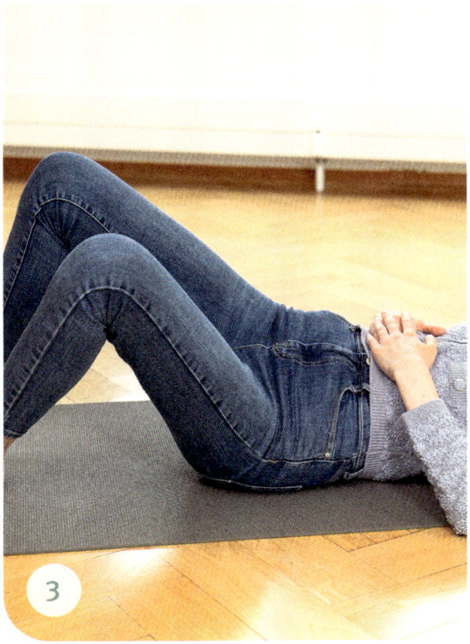
3

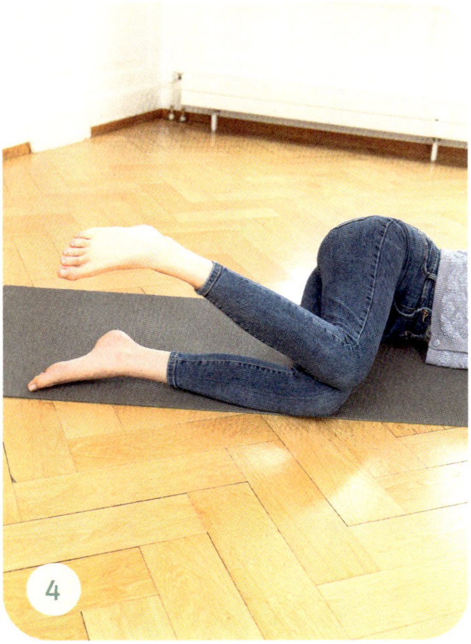
4

beide Füße gemeinsam Druck geben. Ist es leichter geworden? Geht es weiter als zu Beginn? Was hat sich verändert?

Rollen Sie sich dann über eine Seite und kommen Sie langsam zum Stehen. Wie ist Ihre Aufrichtung jetzt? Wie spürbar ist Ihre Mittellinie? Wie sind die Füße, Knie, das Becken, die Schultern und der Kopf übereinander aufgerichtet? Wenn Sie ein paar Schritte umhergehen: Wie ist die Schrittlänge rechts und links? Gibt es einen Unterschied? Sie können dasselbe auch im Rückwärtsgehen erkunden. Bleiben Sie dann stehen und schwingen Sie ein Bein, dann das andere. Dabei können Sie sich gerne festhalten. Wie weit geht es nun leicht nach vorne und hinten, ohne dass Sie den Rücken als Hilfe beim Schwingen mitnehmen? Sie können sich auch wieder auf ein Bein stellen, dann Arme und Beine in alle möglichen Richtungen schwingen und wahrnehmen, wie Ihr Gleichgewicht gerade ist. Für die TänzerInnen unter Ihnen: Sie können auch wieder ausprobieren, wie es ist, eine liegende Acht mit dem Becken zu zeichnen (wie beim Bachata- oder Salsa-Tanzen). Wie leicht geht dies im Vergleich zu Beginn?

Wiederholungen Pro Position können Sie zwei bis vier Wiederholungen machen. Sie sollten Ihre Aufmerksamkeit bei den Bewegungen haben und sie möglichst klein und entspannt ausführen.

Variante Sie können auch Teil A, B oder C jeweils einzeln durchführen und jeweils danach direkt zur Endposition gehen, wenn Sie genug experimentiert haben.

Wirkung Sie werden überrascht sein, wie stabil sich Ihr Stand nach der Erkundung anfühlt und wie bewusst Sie von den Füßen her aufgerichtet stabil und trotzdem entspannt und flexibel stehen. Innerlich wird vielfach ebenfalls eine tiefe Ruhe und ein In-sich-verankert-Sein beschrieben, völlig im Vertrauen und Gleichgewicht und gewappnet für alle möglichen gedanklichen oder äußeren Herausforderungen sowie motiviert, vertrauensvoll zu sich zu stehen und Schwierigkeiten spielerisch anzupacken. Diese Aspekte können auch sehr hilfreich sein bei einem Burnout, Ängsten und Nervosität, Selbstzweifeln, Schwierigkeiten, Grenzen zu setzen, Kreuz- und Rückenschmerzen sowie Problemen mit der Emotionsregulierung.

Wichtige Hinweise Falls Sie künstliche Hüftgelenke haben oder Beschwerden in den Hüftgelenken, klären Sie zuerst medizinisch ab, ob die Übung für Sie geeignet ist. Hier ist besonders wichtig, ganz kleine Bewegungen zu machen, um die Hüftgelenke und Muskeln im Beckenbereich bestmöglich zu aktivieren und nicht zu überaktivieren, sodass sie sich schützen müssen und möglicherweise verkrampfen.

Alltagsübung 1

Nachdem Sie nun einige Zusammenhänge mit dem Hüftgelenk erkunden konnten, möchte ich Ihnen zwei Übungen vorschlagen, die Sie als kurze Pause integrieren können:

Ausgangsposition Sie stehen mit einem Bein auf eine Treppenstufe, das andere Bein lassen Sie locker herunterhängen. Nutzen Sie bei Bedarf das Treppengeländer als Halt. ❶

Ausführung Sie atmen durch die Nase ein und in der Vorstellung durch den ganzen Körper und durch die Fußsohlen aus. Mit dem Einatmen tanken Sie Ruhe und Kraft, mit dem Ausatmen lassen Sie Spannung los, die sich angesammelt hat.

Variante Alternativvorstellung: ein Wasserfall, der über die Seite fließt und alle Spannungen mitnimmt.

Tipps Ergänzend können Sie Ihr Bein leicht nach vorne, zurück und seitwärts schwingen. Achten Sie auf ein lockeres Fußgelenk und dass das Bein wirklich aus der Hüfte heraus ganz locker herunterhängen kann. ❷

Wirkung Durch diese Übung wird vor allem der Hüftbeuger entspannt, was zu beweglicheren Hüftgelenken und entspannterem Becken und Lendenwirbelbereich führt.

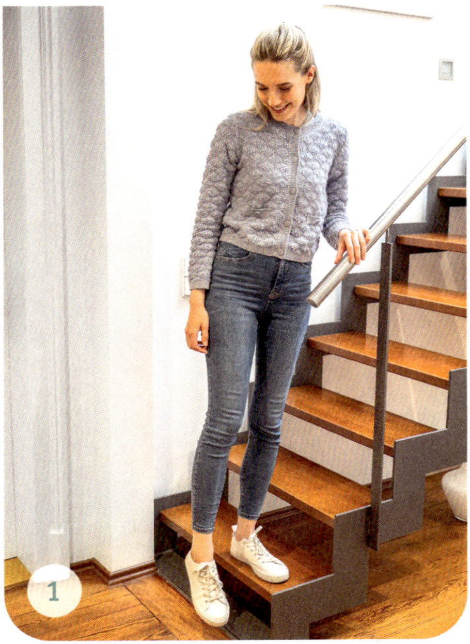

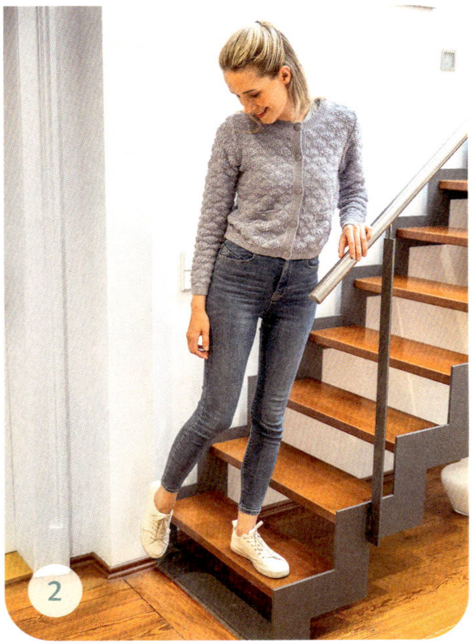

Alltagsübung 2

Eine aktivere Übung für bewegliche Hüftgelenke ist folgende:

Ausgangsstellung Stehen Sie aufrecht und halten Sie sich bei Bedarf an einer stabilen Stuhllehne fest.

Ausführung

- Verlagern Sie Ihr Gewicht auf ein Bein. Das andere Bein führen Sie mit dem Knie zuerst ganz fein und leicht in Rechts-links-Bewegungen. ❶
- Kreisen Sie das Knie nach außen – der Fuß bleibt auf den Zehen und das Fußgelenk wird dabei bewegt. Anschließend kreisen Sie nach innen. ❷
- Wechseln Sie das Bein und wiederholen Sie die ersten beiden Schritte.

Ziel der kleinen Kreise ist die Aktivierung und Bewusstmachung der dreidimensionalen Kugelbewegung im Hüftgelenk.

Variante Zusätzlich können Sie mit Ihrem Knie und Fuß eine liegende Acht malen. Sie können dann die Bewegung umdrehen und die liegende Acht aus dem Becken respektive den Hüftgelenken heraus machen. Ziehen Sie zuerst Kreise, dann eine liegende Acht. ❸

Tipps Lassen Sie dabei Ihre Muskeln möglichst entspannt. Ein Lächeln im Gesicht hilft, ebenso eine ruhige und entspannte Atmung. Falls Sie gerne Salsa oder Bachata tanzen, können Sie auch ein Lied tanzen und mobilisieren mit Ihren Beckenbewegungen auch gleich Ihre Hüftgelenke. ❹

Wirkung Viele meiner Klienten fühlten sich nach dieser und den vorherigen Übungen seelisch stabiler, im Kontakt mit sich und in der eigenen Mitte verankert. Das förderte das Selbstvertrauen und das Gefühl von Sicherheit. Lesen Sie auch noch mal die Wirkungen der Übung »Hüftgelenke und Becken erkunden« (Seite 86).

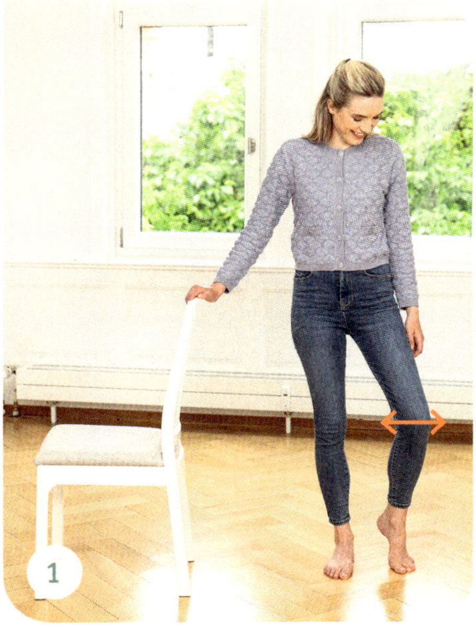
1

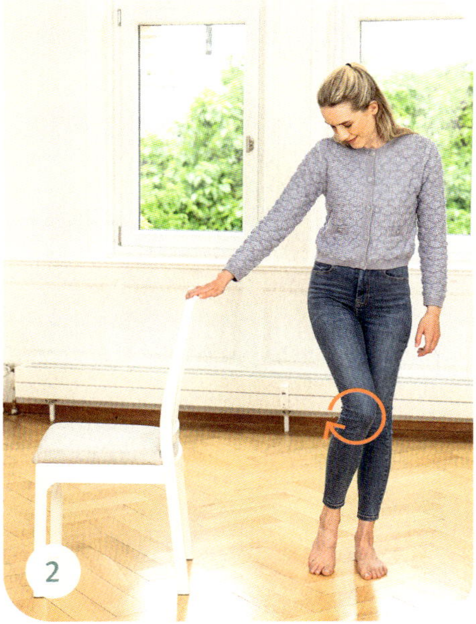
2

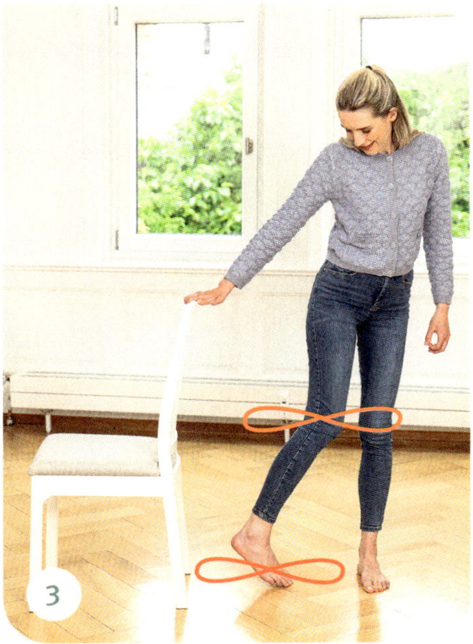
3

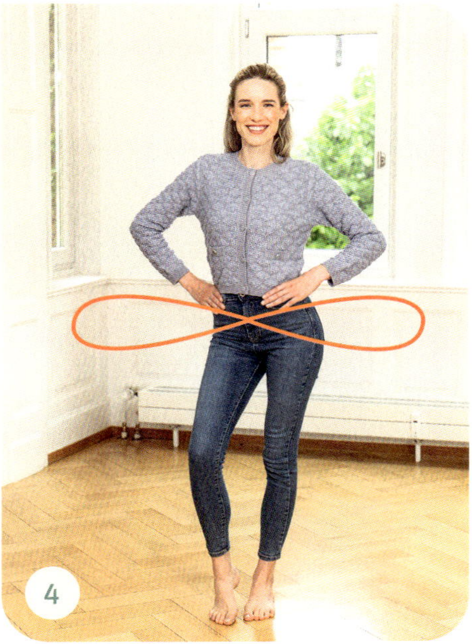
4

Lichtkugeln im Unterbauch

Wir können den Fokus auf die Stärkung der Bewusstheit unserer Mitte im Unterbauch noch mit einer sehr hilfreichen Vorstellungsübung aus dem Medizinischen Qigong verstärken. Der Vorteil von Vorstellungsarbeit: Wir beschäftigen unsere Psyche mit einer sinnvollen Vorstellung, die sich auch positiv auf den Körper auswirkt und die Zusammenarbeit von Körper und Psyche zusätzlich stärkt.

Ausgangsstellung Setzen oder legen Sie sich so hin, dass die beiden Handflächen deckenwärts zeigen.

Ausführung

- Stellen Sie sich vor, dass Sie in beiden Händen eine Lichtkugel halten. Sie ist angenehm warm und vielleicht in einer leuchtenden Farbe oder in einem angenehm schimmernden Ton. Beim Einatmen wird dieser leuchtende Energieball etwas größer, beim Ausatmen wieder kleiner.
- Dann legen Sie beide Hände etwas unterhalb des Bauchnabels auf den Unterbauch. Die Frauen haben die rechte Hand unten, die linke oben – bei den Männern ist es gerade umgekehrt. Stellen Sie sich vor, dass diese Lichtkugeln nun zu einem großen leuchtenden Energieball verschmelzen und im Unterbauch sind. Auch hier wird der Energieball beim Einatmen etwas größer, beim Ausatmen kleiner.

Wiederholungen Stellen Sie am besten einen Wecker und atmen Sie ruhig und entspannt zwei bis zehn Minuten pro Punkt.

Tipps Einige Klienten erweiterten die Übung noch, indem sie sich in herausfordernden Situationen vorstellten, dass die Lichtkugel sich vom Unterbauch in ihnen ausbreitete und sie von dieser Energiefarbe erfüllt waren, die nach außen strahlte und sie somit eine Art natürlichen Schutzschild aufbauen konnten, um bei sich und im Vertrauen zu bleiben.

Wirkung Mit der Vorstellungskraft stärken Sie Ihre Mitte und Ihr Zentrum zusätzlich. Vielfach lassen dann auch Spannungen in Schultern, Nacken und Rücken nach, weil der Schwerpunkt wieder nach unten in die Mitte kommt und nicht mehr durch Muskelkraft im Brustkorb gehalten wird.

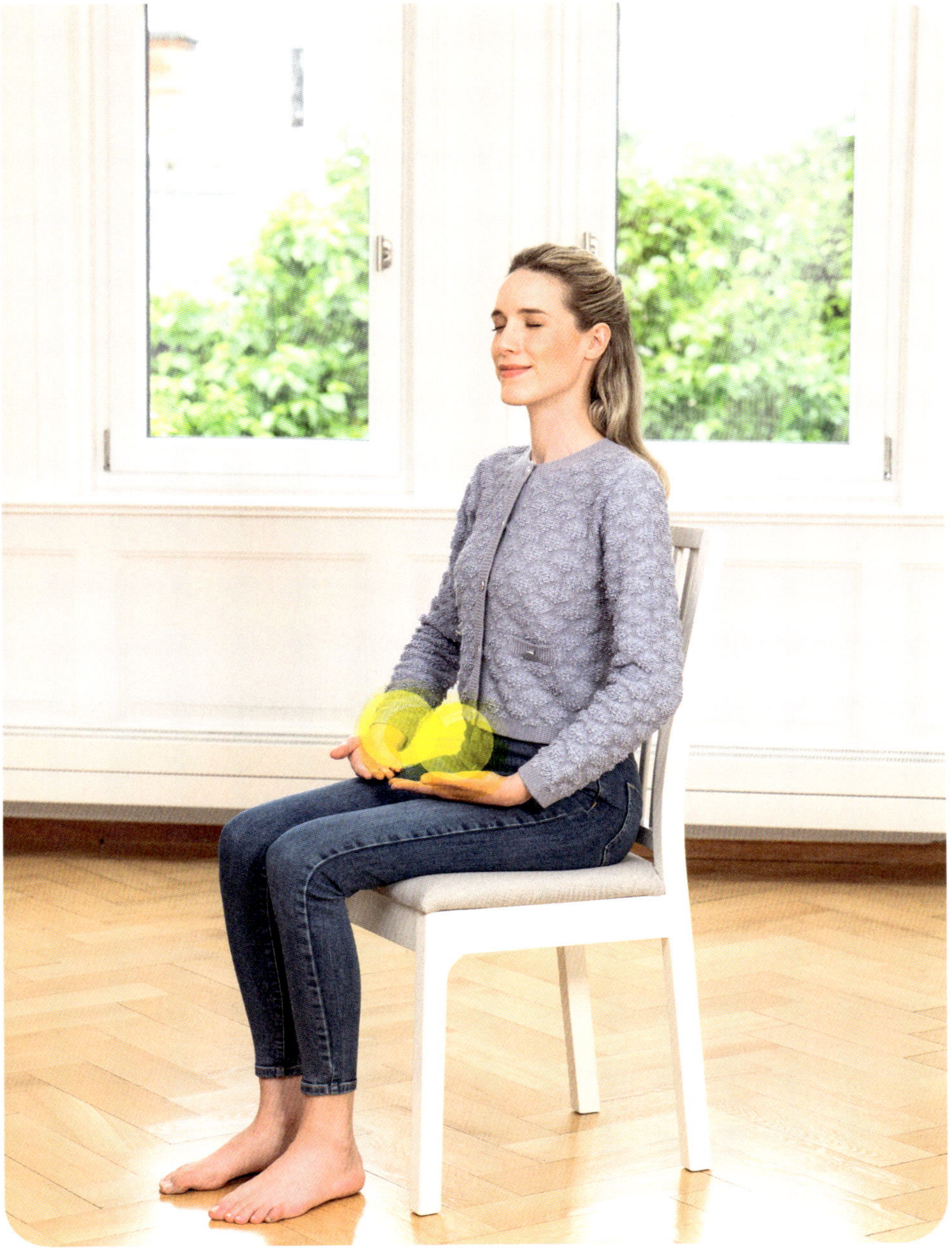

Haltung und Befindlichkeit

Manchmal erzählen wir durch Worte eine andere Geschichte, als unser Körper nonverbal ausdrückt. Unsere Haltung und Befindlichkeit sind eng miteinander verknüpft und beeinflussen sich gegenseitig mehr, als wir denken.

Unbewusst nehmen wir einen Unterschied wahr, wenn jemand mit Worten etwas ganz anderes ausdrückt als mit seinem Körper. Wir haben vielleicht das Gefühl, dass wir der Person nicht trauen können, oder spüren, dass irgendetwas nicht stimmt. Meist sind wir uns dessen gar nicht bewusst, wenn wir dies tun, und fragen uns vielleicht, warum es uns nicht gut geht, obwohl doch alles in Ordnung ist. Manchmal sind Gewohnheiten in den Gedanken oder in der Haltung beteiligt, die sich eingeschlichen haben. Wie es dazu kommen kann, möchte ich gerne an einem kurzen Fallbeispiel erläutern.

Die Körperhaltung »spricht Bände«

In meiner Praxis kann ich regelmäßig beobachten, dass Menschen sich aufrichten, wenn sie über Themen berichten, die ihnen guttun und die sie erfreuen: Das Brustbein kommt mehr nach vorne, der Rücken wird aufrechter, die Schultern entspannen sich und der Kopf ist aufrechter auf der Wirbelsäule, dazu haben sie meist ein Lächeln im Gesicht. Sobald sie über ein Problem sprechen, sacken sie im Brustbeinbereich ein, atmen meist nur noch oberflächlich, werden steif im Blick und schauen häufig zu Boden. Die Kraft ist weg, das Denken kreist nur noch um das Problem und wird ebenfalls unflexibel.

Manchmal versuchen Klienten, über ein Ereignis positiv zu sprechen, ihre Körperhaltung sinkt aber trotzdem ein, der Blick geht bodenwärts, sie ziehen die Schultern hoch und spannen den Kiefer an. Vielfach berichten sie: »Ich weiß auch nicht, ich versuche doch schon alles, dass es mir besser geht, gehe raus spazieren, aber irgendwie hilft alles nichts.« Warum sind positive Worte allein meist zu wenig, damit sich die Befindlichkeit ändert?

Fallbeispiel

Eine junge Klientin berichtete mir, dass sie bereits am Morgen gereizt und gleichzeitig energielos zur Arbeit ging, sich Gedanken machte, was sie erwarten würde, und Ängste entwickelte, den Tag und die anstehenden Aufgaben nicht zu schaffen. Als sie mir dies erzählte, glitt ihr Blick zu Boden, ihre aufrechte Haltung wurde gebeugt. Sie fragte mich, warum sich ihre Befindlichkeit nicht ändere, nachdem es ihr bewusst geworden war, worum es ging? Ich fragte sie, ob sie wahrgenommen habe, was gerade mit ihrer Haltung passiert sei. Sie beobachtete diese Haltungsveränderung auch im Alltag. Da Körper und Psyche gerne zusammenarbeiten möchten, versuchen sie, innerlich möglichst wenig Konflikte aufkommen zu lassen: Wenn die Befindlichkeit in eine depressive Richtung geht, dann passt sich die Körperhaltung an – und umgekehrt. Sonst gibt es einen inneren Konflikt, weil die beiden Ebenen nicht zusammenpassen. Wenn wir jedoch ein Gefühl abschwächen und einen anderen Anteil stärken möchten, können wir dies bewusst beeinflussen.

In diesem Fall schlug ich der Klientin vor, dass sie doch mal mit ihrem Blick experimentieren solle: anstatt auf ihre Schuhe zu blicken, den Blick in die Horizontale zu richten. Sie könne auch mal den Himmel betrachten und die Baumkronen und Fenster der Häuser vom ersten Stock aufwärts.

Als zweite Möglichkeit schlug ich ihr vor, mit den Armen zu schwingen, anstatt sie in den Hosentaschen verschwinden zu lassen. Sie kam begeistert in die nächste Stunde und berichtete, dass durch diese beiden einfachen Tipps die sorgenvollen Gedanken weniger geworden seien und sie weniger ängstlich und gereizt zur Arbeit gegangen und der Tag viel besser begonnen habe und entspannter verlaufen sei. Zusätzlich habe sie begonnen, fröhliche Musik und Podcasts anstelle melancholischer Lieder auf dem Weg zur Arbeit zu hören.

Den Blick nach vorne zu richten hilft bereits, sich innerlich aufzurichten. Wir können eine starre Haltung durch Beweglichkeit ersetzen – innerlich und äußerlich! Denn wenn ein flexibler Standpunkt und eine Beweglichkeit in alle Richtungen vorhanden sind, dann sind auch Kopf und Blick wieder frei: Weitere Blickwinkel können eingenommen werden und die Handlungsfreiheit ist wieder da. Wo-

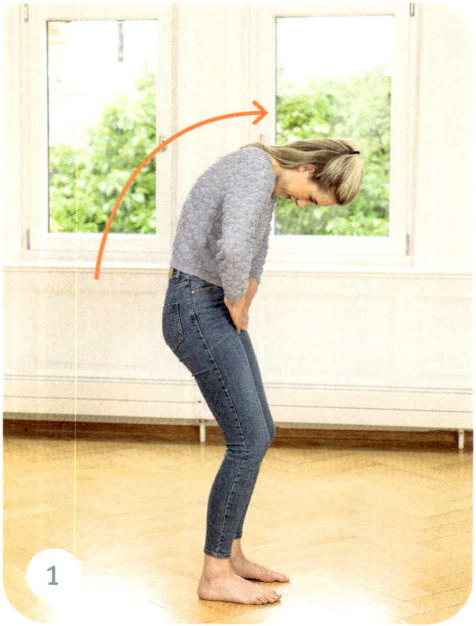
1

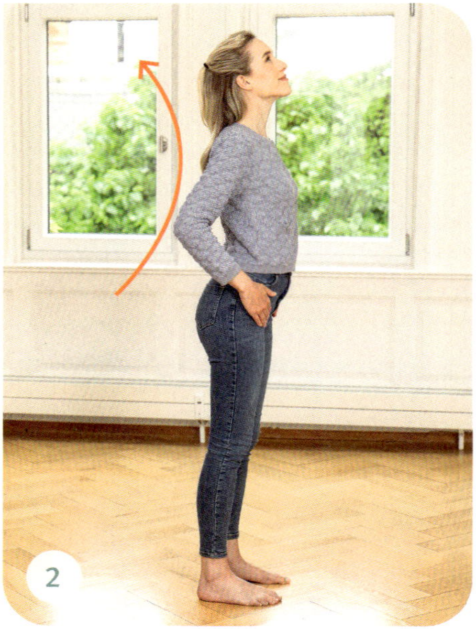
2

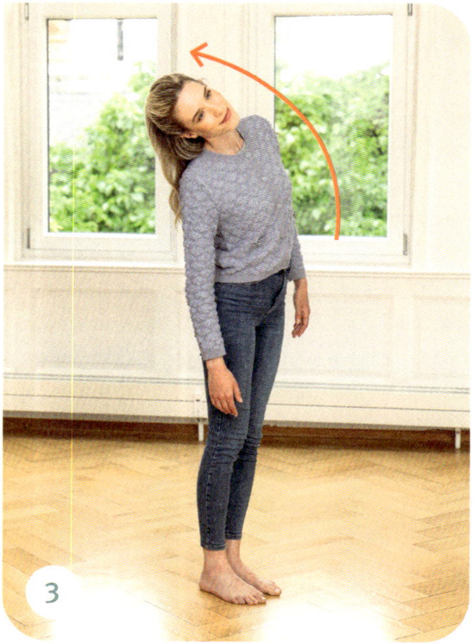
3

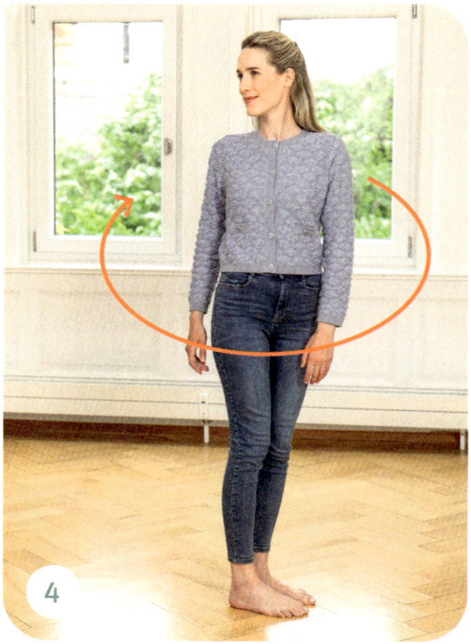
4

rauf ist Ihr Blick gerade gerichtet? Und wie beweglich ist Ihr Gesundheits-Tandem bei Herausforderungen unterwegs?

Hintergrundwissen

Die folgenden Übungssequenzen helfen uns, Beweglichkeit in alle Richtungen zu entwickeln und in eine aufrechte, entspannte äußere Haltung zu kommen, die uns auch innerlich in dieselbe Haltungsqualität hineinbegleitet. So können wir gelassener mit Herausforderungen umgehen, anstatt starr an Erwartungen festhalten zu wollen, die uns aus dem Gleichgewicht bringen.

Grundsätzlich haben wir vier Bewegungsrichtungen, die frei sein sollten: Beugung und Streckung, Seitneigung und Rotation.

Sind diese Richtungen frei, fließt auch die Atmung ungehindert und wir können durch den Handlungsspielraum flexibel und dynamisch auf Veränderungen reagieren. Wichtig ist gerade hier, dass wenn Sie eine aufrechte, entspannte Haltung gefunden haben, Sie nicht versuchen, diese festzuhalten und in ihr zu verharren!

Es geht darum, eine dynamische aufrechte Haltung zu finden, die an den Moment und die Situation angepasst werden kann. Das Kriterium hierfür ist: Wie fühle ich mich im Moment wohl? Es kann sein, dass Sie gerne mit übereinandergeschlagenen Beinen sitzen und etwas später an die Stuhlkante rutschen und beide Beine fest auf den Boden stellen. Beides kann sich in der jeweiligen Situation für Sie gut anfühlen. Nicht unsere Gewohnheiten sagen uns, was gut ist, nur weil es normal ist, sondern unser Wohlbefinden: Was fühlt sich leicht und gut, wenn vielleicht auch ungewohnt an? Und das kann von Moment zu Moment völlig unterschiedlich sein und verändert sich ständig! Ermutigen Sie Ihr Gesundheits-Tandem, Wohlbefinden immer wieder neu zu (er-)finden!

Bewährte Übungskombinationen

Die bereits vorgestellten Atemübungen sind eine zusätzliche Unterstützung zur Aktivierung der verschiedenen Bewegungsrichtungen. Für die Rotation der Wirbelsäule empfehle ich Ihnen auch die Übung im Liegen »In der Mitte ankommen« (Seite 74). Weiter möchte ich Sie hier auch nochmals an die Wichtigkeit der beweglichen Hüftgelenke erinnern und an die Übungen im vorherigen Kapitel »Ins Gleichgewicht und Vertrauen kommen« (Seite 78) zur Mobilisierung der dreidimensionalen Kugelgelenke für eine entspannte Aufrichtung.

Beugung und Streckung über die Sitzbeinhöcker erkunden

Die Sitzbeinhöcker bieten eine hilfreiche Möglichkeit, das Becken in eine aufrechte und entspannte Position zu bringen und somit den Rücken zu entlasten.

Ausgangsstellung Nehmen Sie zuerst Ihre Sitzposition wahr. Wie liegt das Gesäß auf? Spüren Sie die beiden Gesäßknochen, die beiden Sitzbeinhöcker? Wenn ja, beide etwa gleich oder einen deutlicher als den anderen? Welche Form hat die Wirbelsäule? Wo sitzt der Kopf auf der Wirbelsäule? Wie frei ist die Atmung?

Ausführung

- Entscheiden Sie sich für eine Seite und legen Sie Ihre Hand unter den Sitzbeinhöcker. Falls es für Ihre Hand zu hart ist, können Sie auch ein kleines Frotteetuch zusammenfalten und unter Ihren Sitzbeinhöcker legen, wichtig ist ein kleiner Höhenunterschied. Rollen Sie dann über Ihren Sitzbeinhöcker und spüren Sie nach, wann er rund, flach, oder spitzig wird. ❶ Und inwieweit beteiligt sich auch der Rücken an der Bewegung des Beckens? Wird die Wirbelsäule rund und wieder aufgerichtet, oder bleibt sie eher unbeweglich? Beobachten Sie, was mit der Atmung passiert, wenn Sie beide Möglichkeiten ausprobieren. Bringen Sie den Bauch bei der Aufrichtung etwas nach vorne und heben Sie den Blick. Wenn Sie in die Beugung gehen, geht der Blick bodenwärts, der Rücken rundet sich dabei. Was lösen diese Bewegungen bei Ihnen gefühlsmäßig aus, wenn die Augen nach oben oder nach unten blicken? Wenn Sie sich beugen und wieder strecken? ❷
- Dann nehmen Sie die Hand heraus und vergleichen die Auflagefläche Ihres Gesäßes auf dem Stuhl. Ist eine Seite flächiger als die andere Seite im Kontakt mit dem Stuhl? Wie fühlt sich die Wirbelsäule und Aufrichtung an?
- Dann wiederholen Sie dasselbe auf der anderen Seite und vergleichen Sie, wie es sich auf der Seite anfühlt, über den Sitzbeinhöcker zu rollen? Wie geht es auf der Seite im Vergleich zur ersten Seite? Wo ist hier der flächige Punkt? Wo ist der Sitzbeinhöcker spitz? Bewegen Sie ihn so weit, bis der flächigste Punkt erreicht ist, und ziehen Sie dann die Hand weg.

Endposition Nun nehmen Sie die neutrale Stellung des Beckens wahr, wenn die Sitzbeinhöcker ganz flächig und satt aufliegen. So kann sich die Wirbelsäule entspannt aus dem Becken heraus aufrichten – ohne Muskelkraft! Nehmen Sie die entspannte Aufrichtung wahr.

Wirkung Durch die Bewusstwerdung der Sitzbeinhöcker und die neue Ausrichtung bringen Sie Ihr Becken in eine neutrale Stellung, sodass sich die Wirbelsäule na-

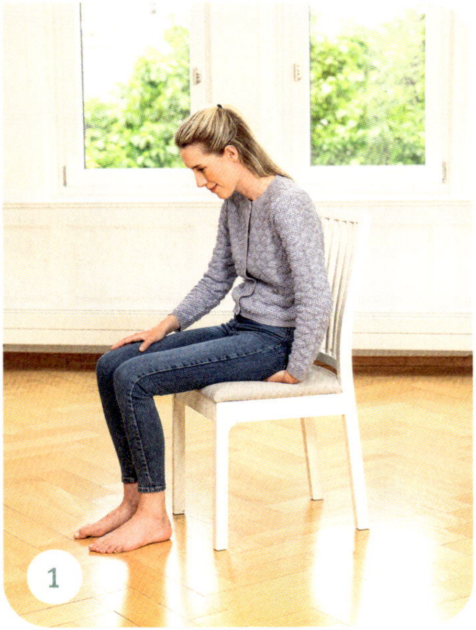

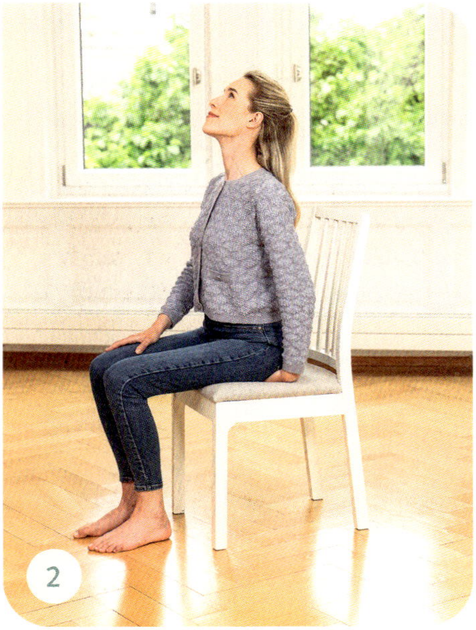

türlich aufrichten kann wie eine Blume in einer Vase. Dies hilft bei Verspannungen im Rücken-, Nacken- und Schulterbereich sowie im Becken und löst auch das Zwerchfell, sodass eine freiere Atmung möglich ist. Wenn wir entspannter aufrecht sind, fühlen wir uns auch selbstsicherer, gelassener, besser gelaunt und sind präsenter. Diese Ausstrahlungsänderung hilft auch, besser bei sich zu bleiben, sich abzugrenzen, zu mehr Energie zu kommen, und hilft somit auch bei depressiver Befindlichkeit, Ängsten, Stress und psychosomatischen Beschwerden.

Fallbeispiel

Klienten mit einem Bürojob sind besonders begeistert von dieser Übung, da sie sehr schnell wieder zu einer gesunden Sitzhaltung kommen und auch spüren, dass sie dadurch abends mehr Energie haben und auch gelassener in stressigen Situationen reagieren als mit einer verspannten, wenig aufrechten Sitzhaltung.

Diese Übung können Sie sich auch anhören (Seite 183).

Seitneigung erkunden

Die zweite Bewegungsrichtung für eine gelassene innere und äußere Haltung ist die Seitneigung.

Ausgangsstellung Setzen Sie sich aufrecht auf einen Hocker, die Beine etwa schulterbreit auseinander in gutem Bodenkontakt. Der Hocker oder Stuhl sollte für die folgende Übung stabil und ohne Armlehne sein. Setzen Sie sich auf die Hockerkante. Beobachten Sie Ihre Mittellinie vom Scheitelpunkt bis zwischen Ihre beiden Füße. Wie sieht diese vor Ihrem inneren Auge aus? Heben Sie abwechselnd eine Gesäßhälfte an und beobachten Sie, wie Sie dies tun. Schwankt Ihr ganzer Oberkörper mitsamt dem Kopf mit nach rechts und links, weg aus der Mittellinie? Finden Sie auch eine Möglichkeit, den Kopf in der Mitte ruhen zu lassen und etwas mit Ihren seitlichen Rippen zu tun, damit Sie trotzdem die Gesäßhälften anheben können? Welche Seite lässt sich leichter anheben? ❶

Ausführung

- Setzen Sie sich so auf den Hocker, dass die rechte Gesäßhälfte in der Luft ist und Sie nur noch mit der linken auf dem Hocker sitzen. Bringen Sie dann die rechte Hand über den Kopf zum linken Ohr und wenn Sie möchten, zusätzlich die linke Hand zu Ihren rechten seitlichen Rippen. ❷ Senken Sie dann die rechte Gesäßhälfte etwas ab und spüren Sie, wie sich die rechten seitlichen Rippen dehnen und Sie das Gewicht nach links verlagern, und kommen Sie wieder in die Ausgangsposition zurück. ❸ Atmen Sie einige Male bewusst in die rechten seitlichen Rippen und stellen Sie sich vor, wie die rechten Rippen etwas auseinandergleiten beim Einatmen und wieder zusammenkommen beim Ausatmen.
- Kommen Sie wieder mit beiden Gesäßhälften zurück auf den Stuhl. Heben Sie beide abwechslungsweise ein wenig ab und nehmen Sie wahr, ob sich die Qualität der Bewegung verändert hat. Spüren Sie, wie Sie das Gewicht von der einen auf die andere Seite verlagern und trotzdem in Ihrer Mitte bleiben?
- Wiederholen Sie die vorherige Übung mit der anderen Seite. Wie fühlt es sich auf der anderen Seite an? Geht es leichter oder weniger leicht? Was sind die Unterschiede?

Endposition Kommen Sie wieder mit beiden Gesäßhälften auf den Hocker zurück. Nehmen Sie nun Ihre Mittellinie, die beiden Gesäßhälften und die Sitzfläche wahr, die Aufrichtung der Wirbelsäule und wenn Sie nun abwechslungsweise die Gesäßhälften anheben – wie leicht geht das jetzt?

Variationen Sie können zu Beginn und am Schluss als Vergleich zusätzlich auch die Beugung und Streckung sowie die Rotation einbauen und wahrnehmen, wie sich diese Bewegungsrichtungen verändert haben.

Wirkung Lesen Sie hierzu noch einmal die Wirkungen der Übung »Beugung und Streckung über die Sitzbeinhöcker erkunden« (Seite 96).

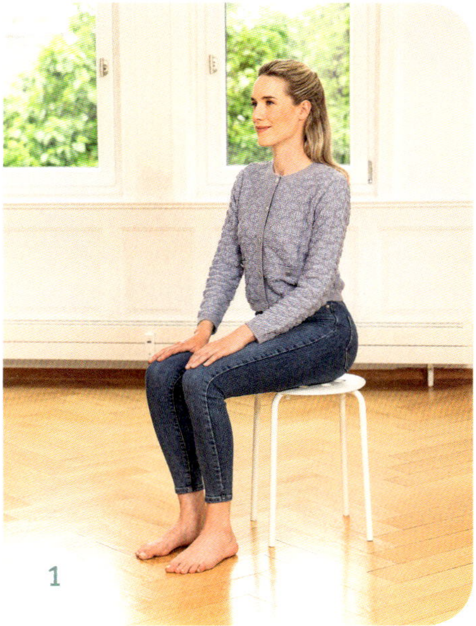

1

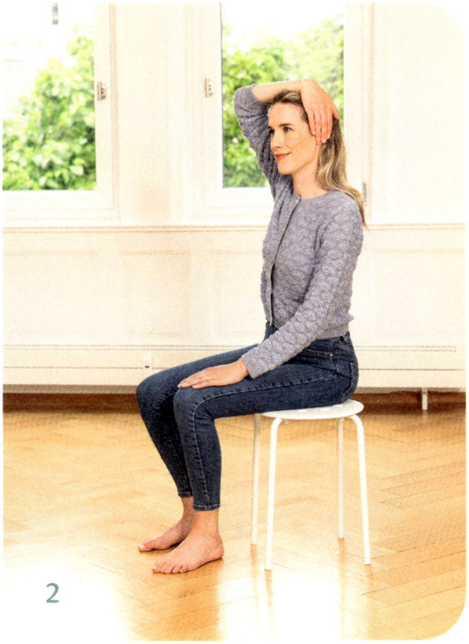

2

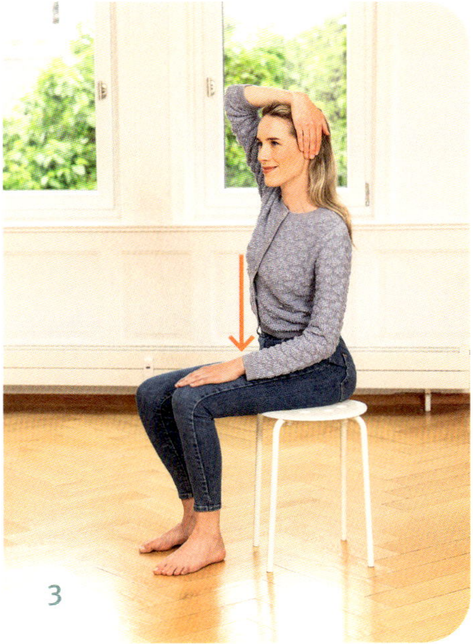

3

Rotation im Sitzen für mehr Rundumsicht

Gerne möchte ich Ihnen noch eine sehr hilfreiche und bewährte Übung für die Rotation der Wirbelsäule im Sitzen mitgeben. Nicht jeder hat die Möglichkeit, sich tagsüber einmal hinzulegen – so kann dies eine gute Alternative für eine Pause am Schreibtisch sein.

Ausgangsstellung Setzen Sie sich entspannt aufrecht auf einen Stuhl, die Beine etwa schulterbreit am Boden. Nehmen Sie wahr, wie Sie gerade sitzen. Wo hat Ihr Gesäß Kontakt zum Stuhl? Welche Form hat Ihre Wirbelsäule? Wie hängen die Schultern? Ist der Kopf auf der Wirbelsäule? Wohin geht der Blick? Wie ist die Atmung? Wo spüren Sie Ihre Mittellinie vom Scheitelpunkt, der Wirbelsäule entlang bis zu den Füßen? Drehen Sie dann einmal Ihren Kopf nach rechts und links, als ob Sie von jemand gerufen würden.

Ausführung

- Lassen Sie die Augen – geschlossen oder offen – in der Mitte geradeaus gerichtet und drehen Sie den Kopf ganz leicht nach rechts, wieder zur Mitte und nach links und wieder zur Mitte zurück.
- Dann lassen Sie den Kopf geradeaus gerichtet und bewegen nur die Augen nach rechts und zurück, dann nach links und zur Mitte zurück. Bleiben Sie immer im angenehmen Bereich!
- Schließen Sie die Augen und stellen Sie sich vor, dass Sie eine Eule sind. Bewegen Sie in der Vorstellung Ihre Augen und Ihren Kopf nach rechts einmal um 360 Grad und wieder zurück. Dann öffnen Sie die Augen und bewegen nochmals Kopf und Augen nach rechts und nach links. Wie weit geht es nun leicht? ❶
- Wiederholen Sie den letzten Schritt nach links.
- Drehen Sie dann den Schultergürtel mit dem Kopf nach rechts und links mit. Atmen Sie dazu ruhig und entspannt weiter.
- Verschränken Sie die Arme vor Ihrem Körper und beginnen Sie, die Ellbogen ganz leicht nach rechts und links zu bewegen. Das Becken und der Kopf bleiben geradeaus gerichtet. Beschleunigen Sie die Bewegung zu einem sanften Schütteln und atmen Sie ruhig und regelmäßig weiter. Dann machen Sie eine kleine Pause. ❷
- Kommen Sie nochmals zum Kopfdrehen zurück. Wie leicht geht das jetzt?
- Drehen Sie weiter den Kopf nach rechts und links, jedoch mit den Schultern. Wenn der Kopf nach rechts geht, bringen Sie die rechte Schulter nach vorne, die linke geht nach hinten, und kommen Sie wieder gleichzeitig in die Mitte zurück. Dann drehen Sie den Kopf nach links und bringen gleichzeitig die linke Schulter gegengleich nach vorne, die rechte geht nach hinten und wieder gleichzeitig zurück in die Mitte.

Endposition Nach ein paar Wiederholungen nehmen Sie nochmals Kopf und

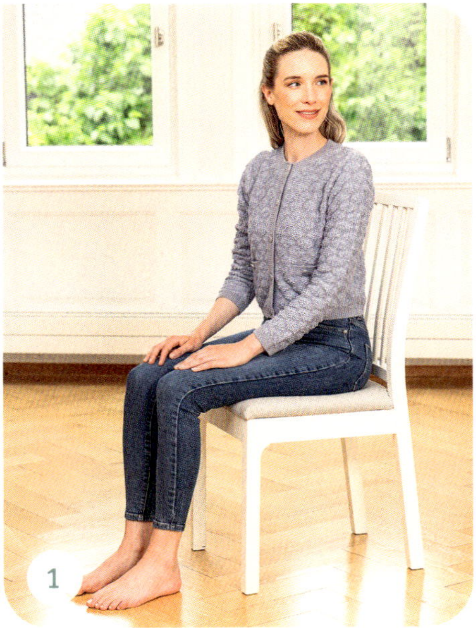

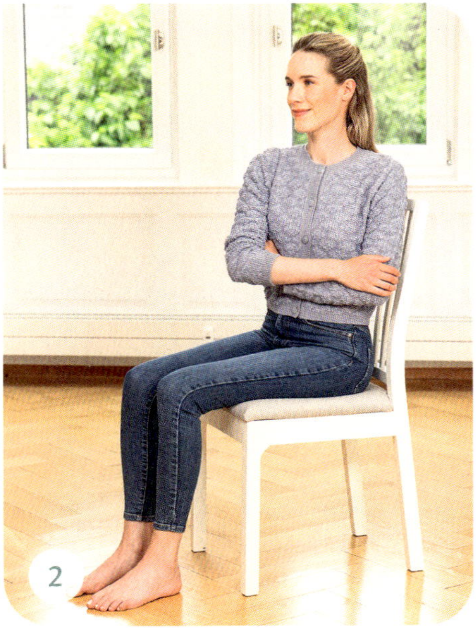

Schultern in dieselbe Richtung mit. Wie leicht geht das jetzt? Wie weit können Sie den Kopf jetzt drehen im Vergleich zum Beginn? Wie nehmen Sie Ihre Mittellinie nun wahr? Wie groß fühlen Sie sich jetzt?

Wirkung Lesen Sie hierzu noch einmal über die Wirkungen der Übung »Beugung und Streckung über die Sitzbeinhöcker erkunden« (Seite 96). Besonders eindrücklich waren die Effekte auf psychischer Ebene. Aus einer einengenden negativen Gedankenwelt mit viel Grübeln wird durch diese Übung und Rotation der Wirbelsäule der Blick wieder geöffnet. Durch eine größere Beweglichkeit der Wirbelsäule wird bei vielen die Rundumsicht gefördert und eine größere Offenheit für neue Perspektiven ermöglicht. Auch Nacken- und Kopfschmerzen sowie Rückenverspannungen lösten sich und es zeigte sich eine entspanntere und gelassenere Haltung auch auf psychischer Ebene.

Wichtige Hinweise Achten Sie besonders bei den Augenbewegungen darauf, dass diese so sanft wie möglich gehalten werden. Falls Sie unter einem zu hohen Augeninnendruck leiden oder eine Augen-OP hatten, klären Sie bitte vorher ab, ob die Übung für Sie geeignet ist!

Diese Übung können Sie sich auch anhören (Seite 183).

Kreisendes Ziffernblatt

Neben den drei vorgestellten Bewegungsrichtungen können wir auch noch Richtungsverbindungen herstellen. Diese eignet sich besonders gut als kurze Pausenübung.

Ausgangsstellung Setzen Sie sich auf die Stuhlkante wie in der Übung »Seitneigung erkunden« (Seite 98) beschrieben.

Ausführung

- Stellen Sie sich unter Ihrem Gesäß ein Ziffernblatt vor. Nach vorne, also nasenwärts, ist zwölf Uhr, nach hinten, also rückenwärts, ist sechs Uhr. Bewegen Sie nun das Becken an diesem Ziffernblatt entlang. Zuerst in Richtung zwölf Uhr und wieder zur Mitte zurück, wo die Zeiger festgemacht sind. Dann in Richtung ein Uhr, zwei Uhr etc. bis nach sechs Uhr. Dann können Sie von dort beginnen, in Richtung zwölf Uhr zu gehen und dann außen herum über eins-zwei-drei bis sechs Uhr die Zahlen zu verbinden. Wo fühlt es sich als runde Bewegung an? Wo eher eckig? Atmen Sie ruhig und entspannt weiter.
- Dann können Sie dasselbe von zwölf Uhr über elf, zehn Uhr bis nach sechs Uhr wiederholen.

Endposition Machen Sie eine Pause und fahren Sie dann über das Ziffernblatt im und gegen den Uhrzeigersinn die Zahlen nach. Wie fühlt es sich nun an, so zu sitzen? Wie ist die Aufrichtung der Wirbelsäule und wohin geht der Blick?

Variante Als weitere Ergänzung können Sie sich nun ein Ziffernblatt vorstellen, dessen Mittelpunkt die Wirbelsäule auf Brusthöhe ist. Fangen Sie dann hier an, in einer ganz kleinen Bewegung nach rechts in Richtung drei Uhr und nach links in Richtung neun Uhr zu gehen. Der Kopf bleibt an Ort und Stelle. Die Bewegung erfolgt in der Brustwirbelsäule. Dann können Sie ebenfalls nach vorne in Richtung zwölf Uhr und nach hinten in Richtung sechs Uhr gehen. Und dann beginnen Sie, die Richtungen zu verbinden, erst zu einem Viertel- dann zu einem Halbkreis und schließlich zu einem ganzen Kreis und gegen den Uhrzeigersinn. Beginnen Sie hier den Viertelkreis von drei Uhr nach sechs Uhr und dann nach neun Uhr.

Als Ergänzung können Sie auch hier vor und nach der Übung die drei Richtungen Beugung-Streckung, Seitneigung und Rotation durchführen und dann die Veränderungen durch das Ziffernblatt wahrnehmen. Wie ist die Mittellinie zu Beginn, wie am Ende der Übung?

Wirkung Sie richten mit der Variante bewusst den oberen Teil der Wirbelsäule behutsam auf, sodass sich die Wirbelsäule neu organisieren kann. Lesen Sie hierzu noch einmal die Wirkungen der Übung »Beugung und Streckung über die Sitzbeinhöcker erkunden« (Seite 96).

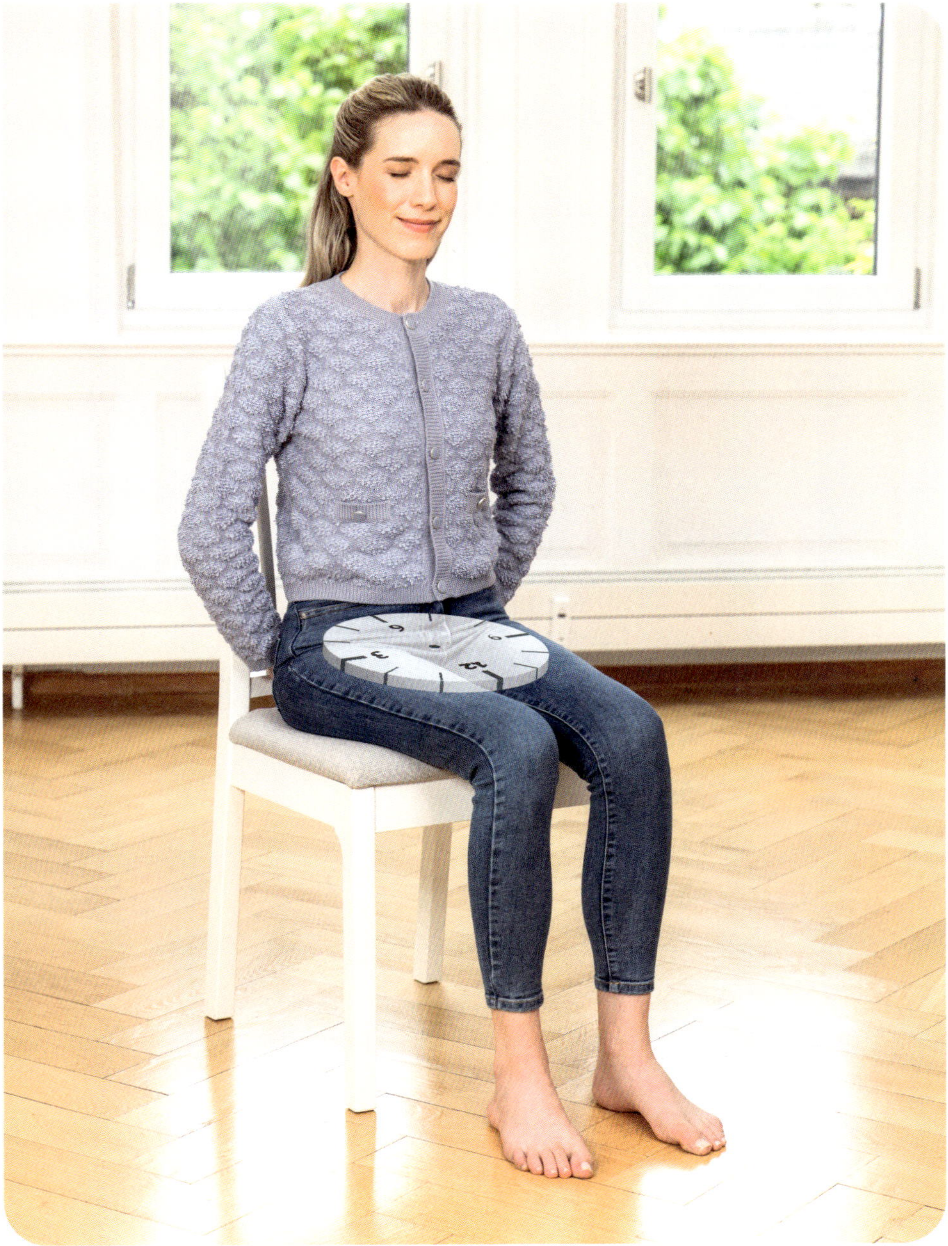

Der Einfluss des Darms

Ein gesunder Darm trägt zu einer guten Haltung bei – körperlich wie auch psychisch. Umgekehrt hilft psychisches Wohlbefinden auch dem Darm bei seiner Aufgabe.

Darm und Psyche beeinflussen sich

Schauen wir uns zuerst den Einfluss des Darms auf die Psyche an: Bereits vor über 100 Jahren wurden Einflüsse des Darms auf die Psyche beschrieben.[18] Heute weisen zahlreiche Studien darauf hin, dass der Darm über die Darm-Hirn-Achse und den Nervus vagus einen großen Einfluss auf die psychische Gesundheit hat.[19] Schlafprobleme, Depressionen[20], Angstzustände, aber auch körperliche Erkrankungen und eine Schwächung des Immunsystems werden immer häufiger mit dem Darm in Zusammenhang gebracht.

Umgekehrt beeinflussen auch die Gedanken- und Gefühlswelt den Darm. Denken wir schon allein an unsere Körperhaltung: Wenn wir erschöpft oder traurig sind, sinken wir in uns zusammen. Der Rücken ist gebeugt und unser Rückgrat ist gekrümmt. Durch die gebeugte Haltung wird das Zwerchfell eingeengt und damit die Atmung eingeschränkt. Wenn sich das Zwerchfell nicht mehr frei nach unten bewegen kann, werden auch die inneren Organe beeinträchtigt, da sie von der Bewegung des Zwerchfells nicht mehr bewegt und massiert werden und dadurch weniger gut durchblutet werden. Wir verdauen nicht mehr gut und es sammelt sich einiges an im Bauch, sowohl unverdaute Nahrung wie auch belastende Gedanken, die nicht mehr »verdaut« werden können. Vielfach essen wir in einem solchen Zustand auch lieber Süßes und Ungesundes, was die Verdauungsprobleme wie Blähungen oder Ver-

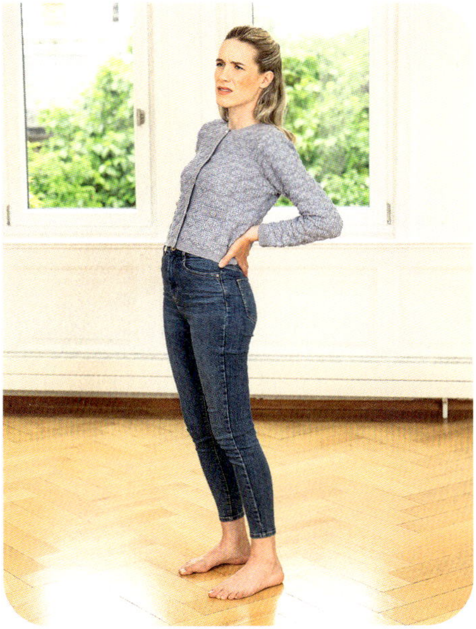

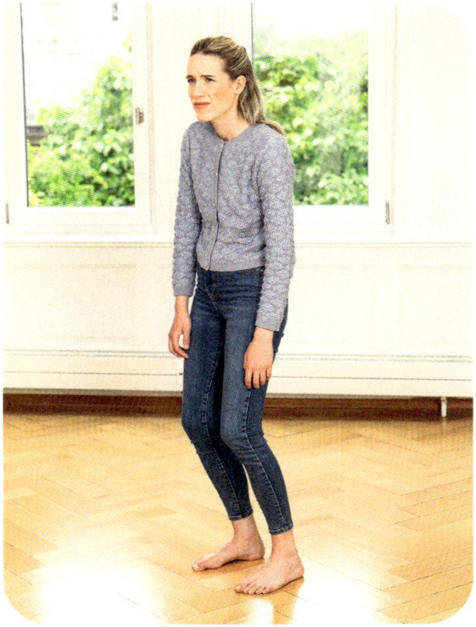

stopfung zusätzlich fördert. Der Bauch wird träge und es wird noch schwerer, in Bewegung zu kommen. Die Folge ist vielfach ein vorgewölbter Bauch, den es zu tragen gilt. Viele Mütter kennen dieses Thema während der Schwangerschaft. Einige haben, auch ohne schwanger zu sein, Haltungsbeschwerden wie Kreuz- oder Nackenschmerzen.

Typische Haltungsmuster bei Darmbeschwerden

Ein vorgewölbter Bauch muss vom Körper getragen werden. Entweder, wir neigen uns nach vorne, um das Bauchgewicht zu tragen, oder wir strecken den Bauch nach vorne und gehen ins Hohlkreuz. Als Konsequenz der Haltungsveränderungen zeigen sich häufig Rückenschmerzen, aber auch Nacken- oder Kopfschmerzen.

Die Haltung kann »von außen« durch gezielte Übungen zur entspannten Aufrichtung verbessert werden. Wir können uns zusätzlich auch »innerlich« durch eine gezielte Darmentlastung unterstützen und unsere Haltung verbessern. Wenn Sie sich detaillierter mit Darmgesundheit beschäftigen möchten, empfehlen sich beispielsweise die Bücher von Adrian Schulte[21], Giulia Enders[22], Georg Weidinger[23]und Gregor Hasler[24]. Ein paar Hinweise für den Alltag möchte ich Ihnen in diesem Darmkapitel mitgeben. Die beschriebenen Feldenkrais-Übungen stärken die Darm-Hirn-Achse und helfen dadurch dem Nervus vagus bei seiner Aufgabe der Kommunikation zwischen Körper und Psyche.

Gute Ernährung und gutes Kauen sowie ein guter Umgang mit Stress tragen wesentlich zu einem gesunden Darm bei und stärken die psychische und körperliche Widerstandskraft. Alle vorhergehenden Übungen helfen indirekt einer gesunden Verdauung.

Fallbeispiel

Eine Klientin um die 40 Jahre kam in meine Praxis wegen Kiefer-, Nacken-, Schulter- und Rückenschmerzen. Sie litt ebenfalls seit Jahren unter Verstopfung, die sie nur durch regelmäßige Einnahme von Abführmitteln in den Griff bekam. Sie hatte eine etwas gebeugte Körperhaltung, die Schultern leicht hochgezogen, und eine oberflächliche Brustatmung. Wir starteten mit Vagusübungen und der Lockerung des Kiefers, da sie am Morgen jeweils mit massiven Kieferschmerzen durch nächtliches Zähneknirschen erwachte und kaum kauen konnte. Danach arbeiteten wir an ihrer verspannten Schulter- und Rückenmuskulatur. Zum Schluss widmeten wir uns ihrem Bauch. Der fühlte sich laut ihrer Beschreibung steinhart und unbeweglich an. Sie hatte ein verstärktes Hohlkreuz und der Bauch war nach vorne gewölbt. Durch Bewegungsexperimente im Sitzen wie Rollen über die Sitzbeinhöcker, Spüren der Hüftgelenke und langsames Aufrichten und Beugen löste sich langsam die Spannung im Beckenboden. Nach dieser Vorbereitung konnte sie zum ersten Mal seit Jahren in den Unterbauch atmen. Ihre Atmung floss wieder frei, sie richtete sich auf, die Organe hatten wieder Platz zum Arbeiten. In der nächsten Sitzung berichtete sie freudestrahlend, dass sich ihre Verstopfung gelöst hatte.

Nicht nur die Verstopfung wurde besser, sondern sie wagte es auch, anderen Menschen wieder in die Augen zu blicken und aktiv Kontakt aufzunehmen, wovor sie vorher zurückgeschreckt war. Sie hatte durch die Aufrichtung und bessere Verdauung ihr Bauchgefühl zurück, dadurch mehr Vertrauen in sich selbst und »Rückgrat«, das ihr half, soziale Kontakte wieder adäquat einzuschätzen und sich darauf einzulassen.

Diese Veränderungen von innerer und äußerer Haltung sind sehr häufig, weswegen es mir am Herzen liegt, diese Erfahrungen auch rund um die Darmgesundheit mit Ihnen zu teilen.

Ernährung

Die größte und wichtigste Mahlzeit ist das Frühstück. Abends empfiehlt es sich, lediglich etwas leicht Verdauliches wie eine Gemüsesuppe zu essen oder die Mahlzeit ganz wegzulassen. So geben wir dem Darm eine längere Ruhepause über Nacht und schlafen auch besser. Essenspausen tagsüber von mindestens vier Stunden zwischen zwei Mahlzeiten tragen ebenfalls zu einer Entlastung des Darms bei. Eine wunderbare Zusammenfassung erhalten Sie in Georg Weidingers Büchern.[25]

Andererseits können wir uns auch die Frage stellen, was uns psychisch nährt? Was erfüllt uns? Von welchen Kontakten, Erlebnissen und Gedanken zehren wir noch lange, weil sie uns so gutgetan haben? Wie möchte ich mich nähren? Was tut mir gut? Und was liegt mir schwer im Magen oder macht Bauchweh?

Ruhe vor dem Essen

Wenn Sie die Möglichkeit haben, sich vor dem Essen für ein paar Minuten hinzulegen, dann gönnen Sie dem Nervensystem eine Pause, reduzieren Stressfaktoren und ermöglichen so Ihrem Darm eine entspannte Nahrungsaufnahme und ein besseres Verwerten der Nährstoffe. Falls Sie sich nicht hinlegen können, hilft es auch, die Augen zu schließen und ein paar tiefe Atemzüge zu tun oder die Atemübungen wie die Vagusbremse (Seite 60) zu machen. Auch die Vagusübung (Seite 65) ist sehr gut geeignet vor dem Essen. Sie können sich aber auch im Stehen mitten (»Konzentration auf die Füße« (Seite 70)) oder den Vitaminbach (Seite 72) visualisieren oder einfach einen Moment ins Grüne schauen, Ihre Katze oder Ihren Hund streicheln oder den Stift in den Mund nehmen und lächeln (Seite 31).

Achtsamkeit, Haltung und Kaugewohnheiten

Es kommt nicht nur darauf an, was wir essen, sondern auch, wie! Achtsam sein heißt, dass wir mit unserer Aufmerksamkeit im Hier und Jetzt sind und das Essen mit allen Sinnen genießen. Wir nehmen so wahr, wie unser Essen riecht, schmeckt, welche Konsistenz es hat, wie wir es kauen und schlucken. Ohne Ablenkung durch Handy, Computer oder Gespräche. Eine aufrechte Haltung beim Essen und gutes Kauen sind von immenser Bedeutung. Der Verdauungsprozess startet bereits im Mund durch die Zerstückelung der Nahrung durch richtiges Kauen und die Aufspaltung der Nahrungsbestandteile durch den Speichel. Wenn wir jeden Bissen im Mund gut einspeicheln und nicht mit Getränken hinunterspülen und vor dem Hinunterschlucken mindestens 30-mal kauen, unterstützen wir den Darm wesentlich bei seiner Verdauungsarbeit. Wir essen so auch langsamer und weniger, weil wir das Sättigungsgefühl viel früher spüren. Dies ist sehr hilfreich, wenn jemand abnehmen möchte. Die aufrechte Haltung hilft den Organen bei ihrer Arbeit. So können wir frei atmen, uns entspannen und die Nahrung besser verdauen.

Um das gute Kauen als neue Gewohnheit zu unterstützen, können wir beispielsweise auch mit unseren Routinen spielen: Wie ist es, wenn Sie nach jedem Bissen die Gabel weglegen, bis dieser gut gekaut und geschluckt ist? Oder wenn Sie zum Essen einmal Messer und Gabel in die andere Hand nehmen? Das weckt unsere Neugierde und führt vielfach zu einer spielerischen Leichtigkeit, weil wir richtig in den Moment eintauchen durch diese neuen Möglichkeiten und Erfahrungen. Überraschung und Spaß helfen uns, neue, hilfreiche Gewohnheiten zu etablieren.

Tipps bei Schluckproblemen und Mundtrockenheit

Wer sich beim Essen häufig verschluckt oder Probleme mit dem Schlucken hat, könnte die Vagusübungen aus dem Kapitel »Aktivierung des Nervus vagus« (Seite 65) anwenden, da diese direkt einen Einfluss auf den Schluckreflex haben.

Einige Klienten klagen auch über Mundtrockenheit durch Medikamentennebenwirkungen. Falls dies ein Thema ist, dann streichen Sie mit der Zungenspitze einige Male über die obere und untere Zahnreihe zwischen Zähnen und Lippeninnenseite und auch über die Zahninnenseite der oberen und unteren Zahnreihe. Sie werden bemerken, dass automatisch der Speichelfluss einsetzt. Zusätzlich ist auch die Vagusübung (»Aktivierung des Nervus vagus«, Seite 65) zu empfehlen. So haben wir einige Hilfsmittel, den Darm wunderbar in seiner Tätigkeit zu unterstützen und dadurch der Seele etwas Gutes zu tun.

Kiefer entspannen für gutes Kauen

Wir können gutes Kauen trainieren durch:

1. Nasenatmung. Wenn wir nicht durch die Nase atmen, wird gutes Kauen schwierig, da man das Essen hinunterschlingen muss, um wieder den Mund frei zu haben zum Durchatmen. Das aktiviert wiederum die Stressachse und verschlechtert die Verdauung, schwächt das Immunsystem und die Psyche.
2. Einen entspannten Kiefer. Wir können die Kiefermuskulatur sanft massieren oder auch die nachfolgende Übung durchführen. Da der Kiefer auch stark mit den Nackenmuskeln und dem Beckenboden zusammenhängt, können ergänzend auch folgende Übungen zur Kieferentspannung helfen: »In der Mitte ankommen« (Seite 74), »Wieder in die Mitte kommen« (Seite 78), »Hüftgelenke und Becken erkunden« (Seite 82), »Alltagsübung 1« (Seite 87), »Beugung und Streckung über die Sitzbeinhöcker erkunden« (Seite 96) und »Rotation im Sitzen für mehr Rundumsicht« (Seite 100).

Die folgende Übung ist in Anlehnung an Frank Wildman[26] und durch ein Seminar bei Christina Petersen entstanden.

Ausgangsstellung Legen Sie sich auf den Rücken, die Beine sind lang oder aufgestellt – je nachdem, was für Sie bequemer ist. Rollen Sie den Kopf nach rechts und links. Wie weit geht es leicht? Wo berührt der Hinterkopf den Boden? Wo die Wirbelsäule? Wie groß ist die Lücke zwischen Nacken und Boden? Wo liegen die Schultern auf?

Dann spüren Sie in Ihren Mundraum hinein. Wie groß fühlt er sich an? Sind die Zahnreihen aufeinander oder gibt es eine Lücke dazwischen? Und die Lippen, sind diese aufeinandergepresst oder entspannt mit einer Lücke dazwischen? Wie groß fühlen sich Ihre Augen in den Augenhöhlen an? Groß, weit und entspannt oder eher klein und fokussiert? Verändern Sie nichts – es geht darum wahrzunehmen, wie es gerade ist.

Ausführung

- Öffnen Sie den Unterkiefer ganz leicht und bewegen Sie ihn ganz sanft und in kleinen Bewegungen nach rechts und links. Bewegen Sie die Augen in dieselbe Richtung wie den Unterkiefer, dann in die Gegenrichtung – immer nur, soweit es leicht geht. Das kann unter Umständen eine ganz, ganz kleine Bewegung sein. ❶
- Öffnen und schließen Sie den Mund ein paar Mal ganz langsam. Ist dies eine gerade Bewegung oder spüren Sie einen Schlenker nach rechts oder links? Öffnen Sie den Mund, indem Sie den Unterkiefer nach unten bewegen oder indem Sie den Oberkiefer mit Ihrem Schädel nach oben bewegen und dabei eine Veränderung der Lücke zwischen Nacken und Boden feststellen.

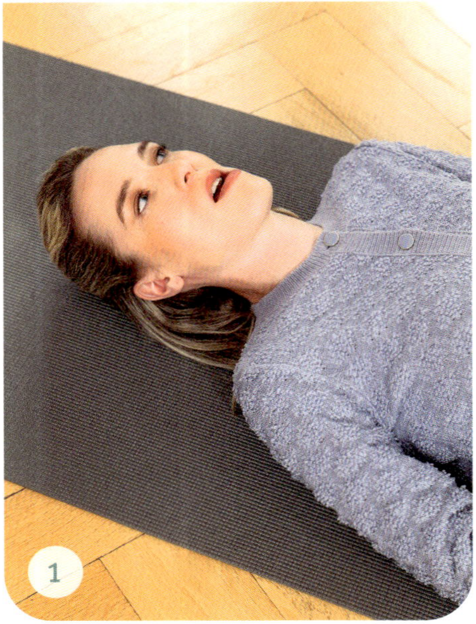
1

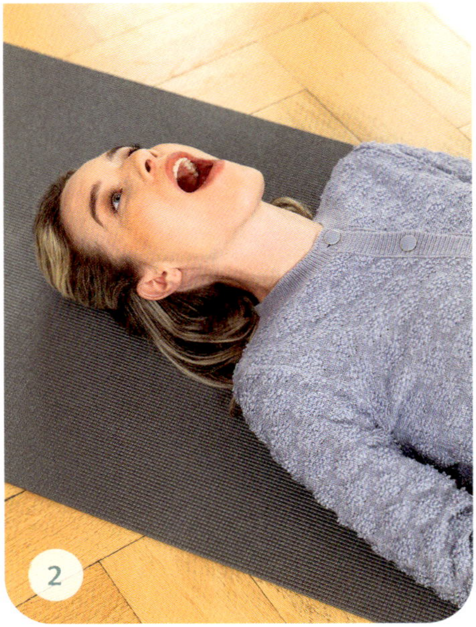
2

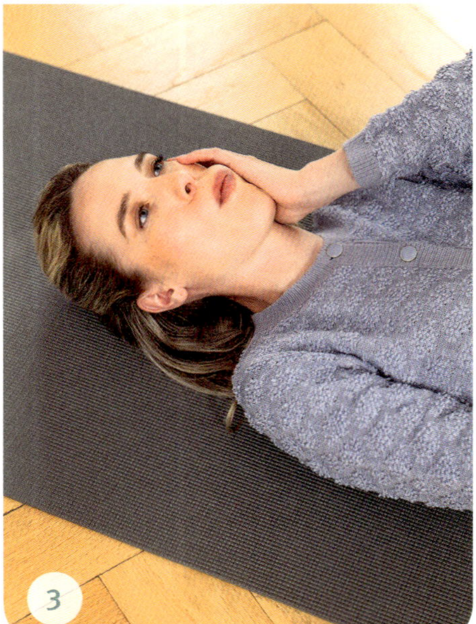
3

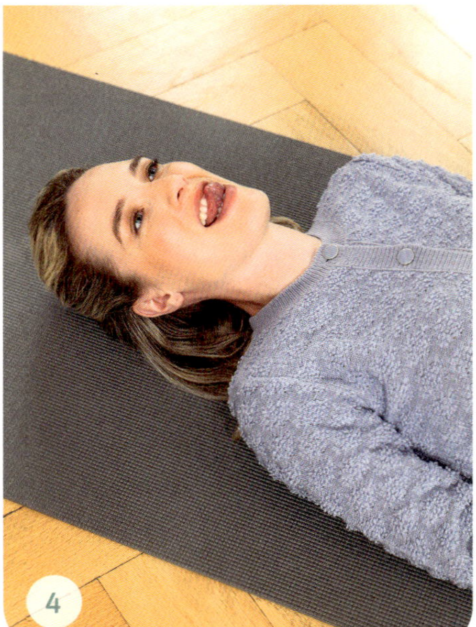
4

- Öffnen und schließen Sie den Mund, sodass Sie den Oberkiefer öffnen und spüren, dass sich der Nacken etwas wölbt und der Abstand zum Boden leicht größer wird. Bewegen Sie die Augen mal mit und mal in die Gegenrichtung und kommen Sie mit den Augen beim Schließen des Mundes gleichzeitig wieder zurück. Machen Sie wirklich ganz kleine, langsame und sanfte Bewegungen. Die Augen sollten möglichst nicht springen, sondern gleiten. ❷
- Machen Sie danach eine Pause. Wie fühlt sich der Mundraum nun an? Die beiden Gesichtshälften? Die Augen in den Augenhöhlen? Der Nacken- und Schulterbereich?
- Gehen Sie dann mit der Aufmerksamkeit in Ihren Mundraum und bringen Sie die Zungenspitze auf eine Wangeninnenseite. Fangen Sie an, kleine Kreise zu zeichnen. Alternativ können Sie auch das Alphabet oder Ihren Namen auf die Wangeninnenseite schreiben. In welche Richtungen geht es leicht? In welche weniger? ❸
- Fahren Sie dann bei entspannten Lippen mit der Zungenspitze außen über Ihre obere Zahnreihe zwischen Zähnen und Lippen und auf der Innenseite wieder zurück. ❹ Dann tun Sie dasselbe in der unteren Zahnreihe, so, als ob Sie die Zähne mit der Zunge reinigen möchten. Wo ist es ganz leicht, wo eher schwieriger, mit der Zunge die Zähne zu berühren? Bleiben Sie im angenehmen Bereich. Drücken Sie die Zungenspitze ganz sanft in die Wangeninnenseite. Die Augen gehen zuerst mit auf dieselbe Seite des Zungendrückens und dann in die Gegenrichtung.

Endposition Spüren Sie nach, wie sich nun der Mundraum anfühlt. Wie locker ist der Kiefer? Wie entspannt liegen die Augen in den Augenhöhlen und wie fühlen sich Nacken und Schultern an? Drehen Sie nochmals den Kopf und vergleichen Sie, wie es sich jetzt anfühlt.

Variante Sie können die Übung auch sitzend durchführen: Setzen Sie sich auf einen Stuhl, die Füße auf dem Boden, die Beine etwa im 90-Grad-Winkel. Der Rücken ist entspannt aufrecht, der Blick geradeaus gerichtet mit offenen oder geschlossenen Augen. Die Arme ruhen in einer entspannten Position auf den Oberschenkeln.

Die Übung ist gut kombinierbar mit den »Tipps bei Schluckproblemen und Mundtrockenheit« (Seite 108). Die Zungenbewegungen lösen ebenfalls den Kieferbereich, regen den Speichelfluss und die Verdauung an und wirken entspannend.

Wirkung Die Koordination von Augen, Kiefer und Nacken wird verbessert, der Nervus vagus wird gelöst. Durch diesen Effekt werden Sie eine Entspannung im Gesicht, Kiefer- und Nackenbereich feststellen und lernen, gelöster zu kauen!

Aufrechte und achtsame Haltung beim Essen

Je bewusster und beweglicher wir durch die Erkundung der verschiedenen Bewegungsrichtungen – Beugung und Streckung, Rotation und Seitneigung sowie der Diagonalen – in unserer Aufrichtung werden, desto entspannter können wir uns vom Becken her über die Wirbelsäule innerlich organisieren, aufrichten und wieder Rückgrat entwickeln. Da auch Rücken und Bauch miteinander verbunden sind, hat dies einen positiven Effekt auf die Vorderseite und somit auf den Bauch und die Verdauung. Hilfreich hierfür ist die Entspannung des Nacken- und Schulterbereichs.

Ausgangsstellung Setzen Sie sich auf einen Stuhl auf die vordere Stuhlkante, die Füße schulterbreit auf dem Boden, die Beine etwa im 90-Grad-Winkel. Der Rücken ist entspannt aufrecht, der Blick geradeaus gerichtet mit offenen oder geschlossenen Augen. Die Arme ruhen in einer entspannten Position auf den Oberschenkeln. Drehen Sie den Kopf nach rechts und links und beobachten Sie, wie leicht es geht. Nehmen Sie auch wahr, wie angespannt/entspannt der Schulterbereich ist.

Ausführung

- Ziehen Sie beide Schultern in Richtung der Ohren nach oben, atmen Sie gleichzeitig ein und lassen Sie die Arme langsam wieder nach unten gleiten und atmen Sie dabei aus. Wiederholen Sie dies zwei bis fünf Mal.
- Bewegen Sie die rechte Schulter beim Einatmen nach oben und beim Ausatmen langsam wieder nach unten.
- Beginnen Sie mit der rechten Seite: Bringen Sie beim nächsten Einatmen das rechte Ohr leicht in Richtung der rechten Schulter, die Sie beim Einatmen wieder anheben. Beim Ausatmen senken Sie die Schulter wieder und bringen gleichzeitig den Kopf langsam in die gerade Position zurück. ❶
- Heben Sie beim Einatmen wieder die rechte Schulter an und bewegen Sie dieses Mal das rechte Ohr weg von der rechten Schulter – das heißt, das linke Ohr bewegt sich in Richtung der linken Schulter. Beim Ausatmen kommen Sie wieder in die Ausgangsposition zurück. Wechseln Sie einige Male zwischen dieser und der vorherigen Position ab. ❷
- Heben Sie nochmals die rechte Schulter beim Einatmen an, während der Kopf gerade bleibt, und beobachten Sie, wie das jetzt geht, wenn Sie die Schulter beim Ausatmen wieder senken. Machen Sie danach eine Pause und beobachten Sie, wie entspannt die rechte und linke Schulter nun ist.
- Wiederholen Sie drei Übungsteile mit der linken Seite.
- Kreisen Sie ganz langsam die rechte Schulter nach vorne. Achten Sie darauf, dass Sie langsam ein- und ausatmen

und so mit der Atmung einen halben Kreis beschreiben. Beißen Sie bei einem Kreis die Zähne angenehm zusammen. Lassen Sie den Kiefer beim nächsten Kreis wieder los. Wie unterscheidet sich die Bewegung mit festem von der mit lockerem Kiefer? Wie ist die Atmung? Wie geht es leichter?

- Kreisen Sie die linke Schulter nach hinten. Dann beide Schultern abwechslungsweise nach vorne und hinten kreisen und eine nach vorne, eine nach hinten.
- Machen Sie danach eine Pause.

Endposition Heben Sie nochmals beide Schultern gleichzeitig beim Einatmen ganz langsam an und senken Sie sie beim Ausatmen. Auf welcher Höhe sind die Schultern jetzt? Wie entspannt fühlen sich der Nacken- und der Schulterbereich an? Wie aufrecht sitzen Sie nun?

Variante Sie können zusätzlich den Mund öffnen und zwischendurch gähnen. Das verstärkt den Effekt noch zusätzlich.

Wirkung Durch die Differenzierung von Schulter- und Kopfbewegungen entspannen sich Nacken- und Schultermuskeln inklusive des Kiefers. Auch der Kontakt zur Brustwirbelsäule wird verbessert. So kann der Nervus vagus besser kommunizieren, eine entspannte Aufrichtung wird möglich, wir atmen freier und unterstützen so die Verdauung.

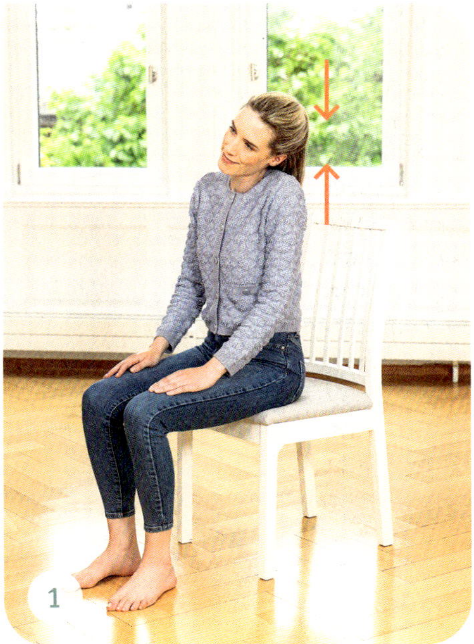
1

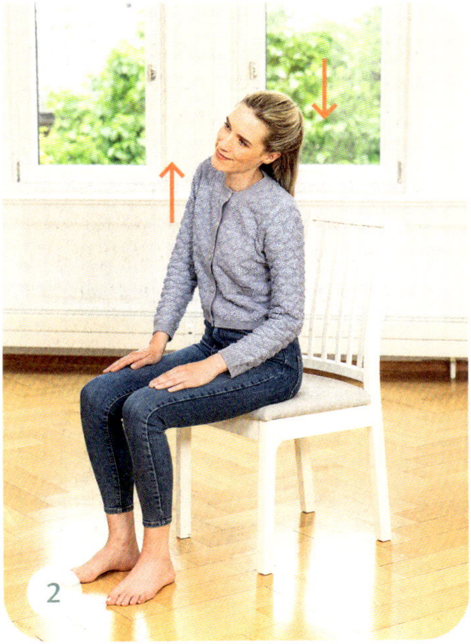
2

Entspannter Körper = entspannte Psyche

Meist ist es einfacher, körperliche Entspannung zu erreichen und so zu mehr psychischem Wohlbefinden zu kommen als umgekehrt. Wo können wir effektiv ansetzen?

Wenn es uns gut geht, sind wir entspannt – körperlich und psychisch. Wir können uns konkrete Lösungsansätze und Schritte zur Entspannung einer Situation überlegen. Dies kann auch im Rahmen eines Gesprächs mit Freunden oder in einer Therapie geschehen. Da die Herausforderungen sehr unterschiedlich sind und es in diesem Buch um »Feldenkrais für die Seele« geht, setze ich voraus, dass die Übungen in diesem Buch als eine Ergänzung zu anderen Zugängen und konkreten Lösungsstrategien angewandt werden.

Die Psyche beeinflussen

Der Körper zeigt Gefühle sehr deutlich in Haltungsmustern, Mimik, Gestik und Anspannungen. Wenn wir gerne Distanz zu einem Thema oder zu einer Stimmung gewinnen möchten, können wir dies durch körperliche Aktionen erreichen. Wir können uns in einer Situation, die uns herausfordert, zuerst fragen:

- Was macht die Situation mit mir?
- Wo spüre ich das Gefühl? Wo verändert sich in meinem Körper etwas, spannt sich zum Beispiel an?
- Was wünsche ich mir stattdessen (statt dieses Gefühls)?

So werden wir uns bewusst, wie es uns gerade geht und was die Situation in uns ausgelöst hat. Wir können uns dann fragen, was wir uns statt des ausgelösten Gefühls und der damit verbundenen Körperempfindungen in der Situation wünschen würden, und überlegen, mit welchen körperlichen Bewegungen wir dieses Wunschgefühl erreichen können.

Beispiel: Begegnung auf der Straße

Gefühlsreaktion 1: Sehen wir uns dies an einem Beispiel genauer an: Sie gehen die Straße entlang und begegnen einem Bekannten. Der schaut Sie kurz an, schaut dann weg und geht wortlos an Ihnen vorbei. Vielleicht fühlen Sie sich verunsichert und denken: »Hab ich das letzte Mal etwas Falsches gemacht oder gesagt? Ist er wütend auf mich?« Sie ziehen die Schultern hoch, haben den Blick bodenwärts gerichtet, die Augen etwas weiter geöffnet, den Kopf nach vorne geschoben und die Lippen aufeinandergepresst. Ihre Atmung wird oberflächlich und die Körperhaltung eingefallen. Vielleicht möchten Sie sich am liebsten verkriechen und schämen sich, dass Sie jemanden beleidigt haben, ohne zu wissen, warum eigentlich.

Wunsch: In so einer Situation wünschen wir uns vielleicht gefühlsmäßig, wieder offener zu werden, uns von der Unsicherheit zu lösen und körperlich freier atmen zu können und die Spannung im Nackenbereich zu lösen.

Weg zur Entspannung: Dann können wir uns eine Übung aus dem Buch heraussuchen, die diesen körperlichen Bereich entspannt:

- Um wieder offener zu werden, eignet sich beispielsweise die »Aktivierung des Nervus vagus« (Seite 65).
- Uns wieder sicherer fühlen können wir mithilfe der Übungen »Konzentration auf die Füße« (Seite 70), »In der Mitte ankommen« (Seite 74), »Wieder in die Mitte kommen« (Seite 78) und »Lichtkugeln im Unterbauch« (Seite 90).
- Für eine freiere Atmung empfehlen sich die Atem-Übungen aus dem Kapitel »Atmung: Körper und Psyche verbinden« (Seite 59).
- Bei Nacken-Schulter- oder Rückenschmerzen können die Übungen aus den Kapiteln »Hüftgelenke und Becken erkunden« (Seite 82), »Haltung und Befindlichkeit« (Seite 92), »Kiefer entspannen für gutes Kauen« (Seite 109), »Aufrechte und achtsame Haltung beim Essen« (Seite 112) sowie »Aktivierung des Nervus vagus« (Seite 65) weiterhelfen.
- Bei Kieferbeschwerden unterstützt die Übung »Kiefer entspannen für gutes Kauen« (Seite 109) vielfach sehr gut neben der »Aktivierung des Nervus vagus« (Seite 65).

Die Situation ist somit noch nicht gelöst, aber durch das Innehalten und die konkrete Beeinflussung auf körperlicher Ebene öffnen sich neue Wege und Möglichkeiten, weil wir uns körperlich bereits etwas wohler und von der Situation weniger eingenommen fühlen.

Gefühlsreaktion 2: Kommen wir nochmals auf die obige Beispielsituation zurück. Je nachdem, welche Erfahrungen wir in der Vergangenheit gemacht haben, löst dieselbe Situation vielleicht auch ein ganz anderes Gefühl aus. Es könnte auch sein, dass wir ärgerlich reagieren und der Person nachrufen, was das denn soll, dass sie uns ignoriert. In dem Fall würden wir körperlich beispielsweise ein Stirnrunzeln und einen angespannten Kiefer wahrnehmen und bissen die Zähne zusammen. Wir spürten vielleicht sogar Wärme, die in den Kopf stiege, und eine flache Atmung, hätten geballte und angespannte Fäuste und Oberschenkel.

Weg zur Entspannung: Hier könnten wir beispielsweise darauf achten, wieder tief und ruhig zu atmen (länger aus- als einatmen), den Kiefer zu entspannen und die Finger locker zu lassen.

Gefühle bewusst abschwächen

Spezifische Gedanken und Gefühle haben jeweils eine eigene Resonanz und Auswirkung auf Muskeln und Körperhaltung. Wir können dann dort ansetzen, wo sich eine Veränderung zeigt. Eine gegenteilige Körperhaltung kann sehr hilfreich sein. In der ersten Situation würde beispielsweise der Blick nach vorne, ein gestrecktes Brustbein und eine aufrechte Haltung schon viel bewirken. Die Haltung passt dann nicht mehr zum Gefühl und wird verändert.

Wenn im Stress die Körperspannung hoch ist, dann passt beides zusammen. Wenn wir jedoch im Stress bewusst versuchen, die Körperspannung zu senken, dann ist die Einigkeit von Körper und Psyche unterbrochen. Die Psyche wird versuchen, das Gefühl der entspannten Körperspannung anzupassen und so in einen entspannten Zustand der Gelassenheit zu kommen.

So können wir Gefühle und Stimmungen bewusst abschwächen – wenn diese gerade nicht passend sind, um sie auszuleben, oder überwältigend sind.

Ganz wichtig: Es geht nicht darum, die Gefühle durch diese Erkenntnis wegzudrängen. Es ist wichtig, dass Gefühle wahrgenommen und ausgedrückt werden. Wenn wir jedoch dem Bekannten eine Fluchtirade hinterherschreien, weil er uns nicht begrüßt hat, dann scheint es durchaus wichtig zu sein, dass wir uns selbst besser regulieren lernen, um nicht längerfristig unter Gefühlsausbrüchen zu leiden.

Was unseren Körper und unsere Psyche grundsätzlich entspannt, sind folgende Möglichkeiten:

- Hände und Arme ausschütteln
- Abklopfen der Arme von den Schultern bis zu den Händen
- Beine ausschütteln
- leicht hüpfen und abwechslungsweise mit den Füßen nach vorne kicken (wie beim Rock'n'Roll)
- Beine abklopfen: vom Gesäß auf der Rückseite nach unten, auf der Vorderseite wieder hoch, dann auf der Bein-

außenseite nach unten und Beininnenseite nach oben und dies mindestens zweimal wiederholen ❶
- Schnauben wie ein Pferd (die Lippen ganz lockerlassen, sodass sie beim Ausatmen vibrieren)
- leichtes Strecken und Räkeln mit den Händen deckenwärts und seitwärts sowie den Körper im Stehen vornüberbeugen und die Arme hängen lassen (Vorsicht bei Bluthochdruck und Augenproblemen) ❷

Merke Was sich gut und entspannt anfühlt, passt auch. Mit diesen Möglichkeiten können Sie Ihre Entspannung zusätzlich auf körperlicher wie psychischer Ebene fördern. Dies ist das große Geheimnis eines gut funktionierenden Gesundheit-Tandems und gibt Ihnen eine gelassene Haltung. So haben Sie den Kopf wieder frei, um über mögliche Lösungsansätze nachzudenken.

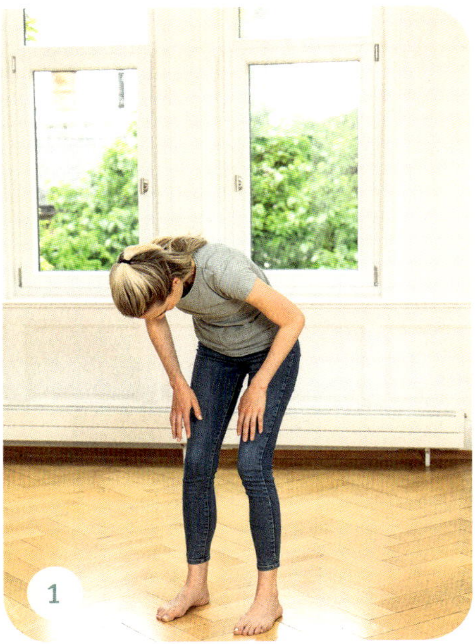

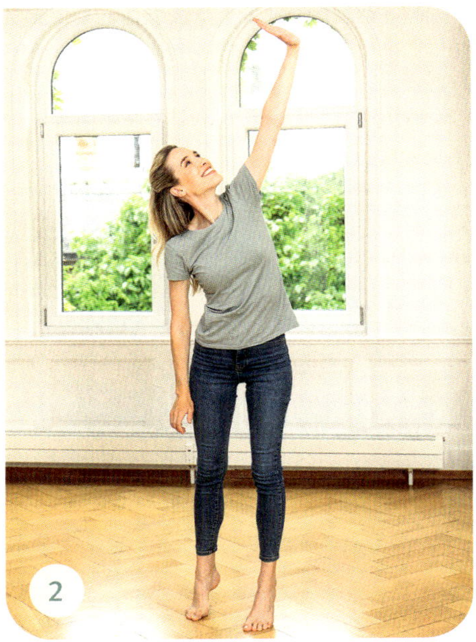

Im Fokus: psychosomatische Beschwerden

»Es ist zum Aus-der-Haut-Fahren!«, »Da dreht sich mir der Magen um!«, »Sowas geht einem an die Nieren!«, »Darüber zerbreche ich mir den Kopf«.

Diese Redewendungen drücken durchaus wichtige Wechselwirkungen in unserem Gesundheits-Tandem aus. In diesem Kapitel befassen wir uns mit Stress und dessen Folgen. Stress hat viele Gesichter. Er kann sich auf körperlicher Ebene, aber auch psychisch zeigen. Wenn jemand körperliche Beschwerden hat und medizinisch keine ausreichende Erklärung gefunden werden kann, dann sprechen wir meist von psychosomatischen Beschwerden. Häufig steckt langanhaltender Stress dahinter – auch wenn dieser von den Betroffenen vielfach nicht als Stress wahrgenommen wird.

Hintergrundwissen

Stress wahrzunehmen und zu spüren, dass wir gestresst sind, ist manchmal gar nicht so einfach. Wir sind 24 Stunden täglich »mit uns« zusammen und Stress gilt heute als »normaler Lebensstil«. Mögliche Symptome und Auswirkungen von lang anhaltendem Stress können sein:

- Kieferschmerzen und Zähneknirschen
- Kopfschmerzen
- Nacken- und Schulterschmerzen
- Rückenschmerzen/Kreuzschmerzen
- Arm- oder Beinschmerzen
- Engegefühl in der Brust, Herzklopfen
- Bluthochdruck
- Schweißausbrüche (heiß, kalt), Hitzewallungen, Schwindel
- veränderte Atmung (keine Zwerchfellatmung mehr sowie Mundatmung),

schneller außer Atem sein bei geringer Belastung
- vermehrte Infektanfälligkeit/geschwächtes Immunsystem und Entzündungsprozesse im Körper bis hin zu Autoimmunerkrankungen
- Gelenk-/Skeletterkrankungen wie Osteoarthritis
- Hauterkrankungen wie Neurodermitis
- Tinnitus
- Mundtrockenheit
- veränderter Appetit und verändertes Essverhalten (Heißhunger auf Zucker und schnelle Energielieferanten und dadurch auch starke Energieschwankungen)
- Druckgefühl oder Unruhe in der Magengegend
- Verdauungsbeschwerden (Durchfall, Übelkeit, Verstopfung) bis hin zu Erkrankungen wie Reizdarm
- Verhaltensweisen, um sich zu pushen und wieder herunterzufahren/sich zu entspannen, wie Konsum von Alkohol, Medikamenten, Zucker und Drogen
- Verzicht auf Dinge, die einem zum Ausgleich guttäten
- Verzicht auf Pausen
- im »Macher- oder Funktionier-Modus« sein im negativen Sinne: Sich selbst ausblenden und To-do-Listen abarbeiten
- Erschöpfung
- Schlafschwierigkeiten
- Konzentrationsprobleme
- gereizter, ungeduldiger, überdrehter, unsicherer/ängstlicher/zweifelnder oder resignierter/ohnmächtig oder emotionsloser und kälter sein als normalerweise
- Libidoverlust

Bei längerfristigen Stressreaktionen gibt es Dysbalancen auf vielen Ebenen wie im Nervensystem, hormonell, muskulär und zellulär, die zu den oben genannten Beschwerden führen können. Vielfach machen uns längerfristige Beschwerden hilflos und ohnmächtig. Doch wir können einiges zur Stressreduktion und bei psychosomatischen Beschwerden tun.

Möglichkeiten der Stressreduktion im Alltag

Neben den Vagus-Übungen im Kapitel »Aktivierung des Nervus vagus« (Seite 65) und den ganzheitlichen Bewegungsübungen der bisherigen Kapitel gibt es eine Reihe weiterer einfacher Übungen:
- Eine ist der Zugang über die Regulation der Atmung durch Pferdeschnauben. Hierfür atmen wir durch die Nase ein, lassen die Lippen locker und atmen durch die lockeren, geschlossenen Lippen aus, sodass diese vibrieren. Dazu ertönt dann ein schnaubendes Geräusch wie bei einem Pferd. Zusätzlich können wir uns vorstellen, dass wir alles aus unserem Inneren ausatmen, das wir loswerden möchten, unsere Hände ausschütteln und so Druck ablassen.
- Wenn wir eine etwas stillere Variante brauchen, atmen wir durch die Nase ein, durch den Mund aus und stellen

uns vor, dass wir alle Spannung und allen Druck in uns ausatmen und jeder Muskel seine Spannung durchs Ausatmen loslassen kann. Im Sitzen können wir dazu gut die Schultern beim Einatmen etwas anheben und beim Ausatmen die Spannung loslassen.

- Hier kann zusätzlich auch das Bild eines angenehm warmen Wasserfalls helfen, der beim Ausatmen über unseren Scheitelpunkt, die Schultern und die Hände entlangfließt und alle Spannung mitnimmt. Sie finden die Beschreibung im Kapitel »Vitaminbach-Ganzkörperatmung« (Seite 72).
- Wir können in unserer Vorstellung auch alles, was uns stresst, in ein Päckchen packen, an einen großen Luftballon hängen und auf den Mond schicken. Diese einfachen Strategien helfen uns, wieder lösungsorientiert und mit einer gelasseneren Haltung denken zu können.

Fallbeispiel

Um Stress zu reduzieren, schauen wir am besten, welche körperlichen Symptome vorhanden sind, und setzen dort an. Ein Klient mit einer verantwortungsvollen Führungsaufgabe meldete sich in meiner Praxis wegen Nacken- und Kreuzschmerzen, starker Müdigkeit in den Beinen und emotionaler Erschöpfung. Er fühle sich für alles verantwortlich und habe wenig Unterstützung und gehe vielfach über seine Grenzen. Er liebe seine Arbeit und durch die Begeisterung spüre er zu spät, dass die Kraftreserven schwänden. Bis er dann wieder Schmerzen habe oder krank werde und ihn sein Körper stoppe und deutlich markiere, dass die Grenzen überschritten wurden.

Zuerst ließ ich ihn den Kopf drehen und sagen, an welchem Punkt er spüre, dass er zu weit gehe. Er ging über seine Grenzen, was am stockenden Atem und zusammengebissenen Zähnen gut sichtbar war. Ich sprach ihn darauf an und er bestätigte, dass es für ihn schwierig sei, wahrzunehmen, bis wohin es leicht gehe. Er müsse schließlich alles im Blick haben, auch wenn es schmerze. Wir arbeiteten mit ganz langsamen und kleinen Bewegungen, die die Drehung unterstützten. Er kam dadurch mehr und mehr bei sich an, spürte seine Sitzbeinhöcker und die Hüftgelenke wurden beweglicher. Dann konnte er im Liegen weitere Verbindungen von den Füßen bis zum Kopf spüren lernen, durch die Position und die Schwerkraft noch mehr Spannung loslassen, die Atmung vertiefen und wieder bei sich ankommen. Ich ermutigte ihn, Bewegungen noch kleiner und kleiner zu machen, und er war erstaunt, wie deutlich die Veränderungen danach erfahrbar waren. Danach bat ich ihn, nachzuspüren, ob er den Kopf jetzt leichter oder weiter drehen konnte als zu Beginn. Er konnte nun genau benennen, wie weit es leicht ging, den Kopf zu drehen, und dass es weiter war und leichter ging als zu Beginn. Er spürte seine Grenzen wieder und konnte loslassen.

In der nächsten Stunde berichtete er erstaunt, dass er bei der Arbeit viel lockerer den Überblick habe, seine Mitarbeiter selbstständig arbeiten lassen könne ohne überall Verantwortung übernehmen zu müssen, und dass diese jetzt sogar selbst die Initiative ergriffen und Aufgaben selbst erledigten, ohne dass er nachfragen oder etwas sagen müsse. Durch die Besserung im Kreuz habe er auch wieder mehr Stabilität und Rückgrat und bei einer wichtigen Entscheidung Nein gesagt, anstatt zu versuchen, es allen recht zu machen, wohlwissend, dass die Aufgabe mit dem Personal nicht bewältigbar wäre. Er sei erstaunt gewesen über seine Klarheit. Er habe auch einige Male pünktlich Feierabend gemacht und den Abend mit seiner Familie genossen, was er seit Monaten nicht mehr getan habe. Auch habe er wieder Kraft in den Beinen, fühle sich vitaler und könne »vorwärtsgehen«.

Über Symptome und die Wortwahl bei der Symptombeschreibung kommen wir als Coach unseres Gesundheits-Tandems an ganz spannende Zusammenhänge und Ansatzpunkte. Feldenkrais ist nicht nur konkrete Bewegungserkundung mit »Übungen«, sondern eine Möglichkeit, sich ganzheitlich körperlich und psychisch wahrzunehmen, dem eigenen Gesundheits-Tandem wirklich zuzuhören und darauf einzugehen, was es von uns als Coach braucht, damit es richtig freudig vorwärtsstrampeln kann und die Fahrt genießt! Hören Sie drum genau hin, wenn sie von Beschwerden erzählen. Welche Worte benutzen sie? Was brauchen Sie und haben Sie eine Idee, wodurch es Ihnen besser gehen könnte? Entspannung und eine entspanntere Haltung? Boden unter den Füßen? Mehr Rückgrat? Einen stärkeren Biss? Eine freie Atmung?

Verspannungen reduzieren

Am häufigsten sehe ich in meiner Praxis Menschen mit diversen Verspannungen neben anderen stressbedingten Symptomen wie Migräne, Reizdarm oder Immunschwächen. Deswegen möchte ich mit den nachfolgenden Übungen den Schwerpunkt auf die Verspannungsreduktion im Nacken-Schulter-Bereich legen. Denn wir wissen ja: Je entspannter wir körperlich sind, desto entspannter ist auch die Psyche! So können wir mit einer gelassenen Haltung an Herausforderungen herangehen.

Schulterregion erkunden

Beginnen wir mit der Erkundung und Entspannung des Schultergürtels.

Ausgangsstellung Legen Sie sich auf den Rücken. Nehmen Sie wahr, wo Sie überall Kontakt auf Ihrer Rückenseite haben. Wie sind insbesondere die Schulterblätter im Kontakt zum Boden? Heben Sie die Schultern deckenwärts und bringen Sie sie wieder zurück. Wie weit entfernen sie sich von der Wirbelsäule? Kreisen Sie auch langsam die Schultern, damit Sie spüren können, wo die Schulterblätter sind.

- Wenn Sie nun den Kopf nach rechts und links rollen – bis wohin geht es leicht?
- Drehen Sie sich dann auf die rechte Seite, die Beine im 90-Grad-Winkel, die Wirbelsäule gerade. Sie können noch ein Kissen oder Handtuch zwischen die Knie legen, falls es sonst zu unbequem wäre. Unter den Kopf wäre ebenfalls ein kleines Handtuch oder Kissen hilfreich, damit der Kopf etwa in einer Linie zur Wirbelsäule aufliegt und weder herunterhängt noch abgeknickt nach oben geht. ❶

Ausführung

- Legen Sie die Handflächen aufeinander, die Ellbogen sind gestreckt. Die obere Handfläche gleitet über die untere Handfläche, während der Ellbogen gestreckt bleibt – die ganze Zeit über. Gleiten Sie über die untere Handfläche in Richtung Fingerspitzen und in Richtung Unterarm. Was passiert im Schulterblatt? Bewegen Sie zuerst nur das Schulterblatt weg von der Wirbelsäule und wieder zurück. Dann integrieren Sie auch eine Bewegung in den Rippen, der Wirbelsäule, dem Kopf und Becken. Die Atmung ist entspannt. Das Schultergelenk öffnet sich so beim Nach-vorne-Gehen und schließt wieder und beim Schultergelenk, das bodenwärts ist, gerade umgekehrt. So kommen Sie in ein leichtes Rollen, sodass auch das Becken mitrollt. Was bewegt sich am Boden beim Rollen? Wenn der Impuls vom Schultergelenk zum Öffnen und Schließen kommt – wie geht dann die Bewegung? Leichter? Spannen Sie den Kiefer leicht an, wie geht es jetzt? Und wie leicht geht es, wenn Sie ihn wieder loslassen? ❷
- Bleiben Sie bei derselben Bewegung, aber bewegen Sie Kopf und Augen in die Gegenrichtung zur Schulter und wieder zurück. Sie können auch die Augen in die Gegenrichtung bewegen, während der Kopf in dieselbe Richtung wie die Schulter geht. Bleiben Sie stets im leichten Bereich.
- Drehen Sie sich auf den Rücken, die Beine sind aufgestellt und der rechte Arm ist deckenwärts gerichtet. Die Fingerspitzen zeigen also in Richtung Decke. Verlängern Sie den Arm und nehmen Sie wahr, was die Brustmuskeln, das Schlüsselbein und das Schulterblatt machen. Machen Sie ganz kleine Bewegungen! Nehmen Sie wahr, wie sich das Schulterblatt beim Armverlän-

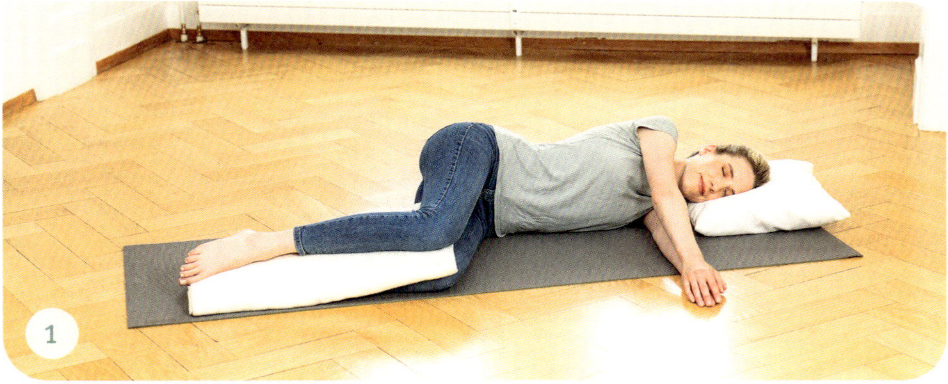
1

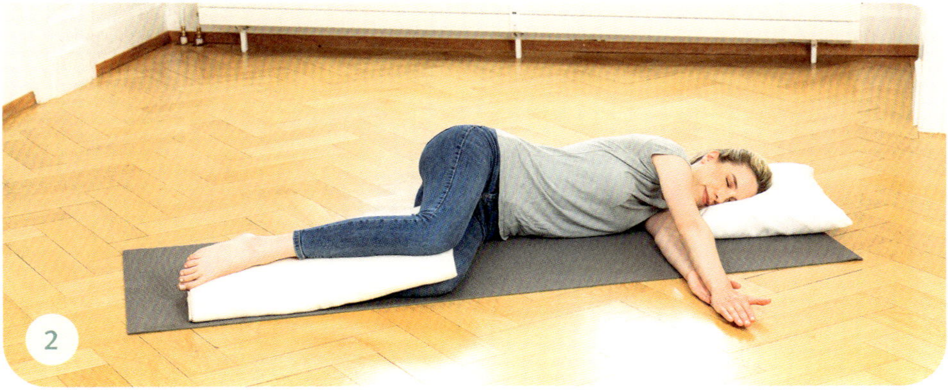
2

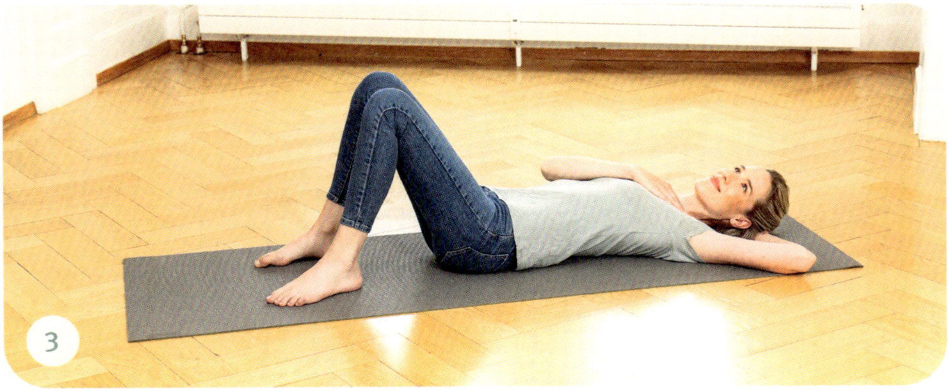
3

gern von der Wirbelsäule entfernt und wieder zur Wirbelsäule zurückkommt. Beobachten Sie auch, wie die Brustmuskeln aktiv werden und die Schlüsselbeine mithelfen und wieder breit werden. Dann lassen Sie das Schulterblatt gegen den Boden »ploppen«, die Ellbogen sind weiterhin gestreckt. Spüren Sie nach, wie sich die Gegenrichtung anfühlt. Wann atmen Sie ein und wann aus? Verändern Sie Ihr Atemmuster und beobachten Sie, was leichter geht beim Schulteranheben und Ploppen.

- Bringen Sie dann die rechte Hand zum Hinterkopf, der Ellbogen liegt entspannt auf dem Boden und die linke Hand geht zum rechten Schlüsselbein. Drücken Sie nun den rechten Ellbogen nach vorne (deckenwärts) und lassen Sie ihn dann wieder sanft zurückgleiten. Die Atmung fließt ruhig und entspannt. Spüren Sie nach, wie sich das rechte Schulterblatt von der Wirbelsäule entfernt und über die Rippen gleitet und gleichzeitig die Vorderseite mit dem Schlüsselbein aktiv wird und sich verkürzt. ❸
- Die Beine sind weiterhin aufgestellt. Bringen Sie den rechten Arm über Ihren Kopf auf den Boden und kippen Sie die Beine nach links, so weit wie es angenehm ist, und bleiben Sie in der Position. Gehen Sie mit der linken Hand zu den rechten Rippen, seitlich, am Rippenbogen und atmen Sie bewusst in den Bereich hinein und spüren Sie die Längung und leichte Drehung in der Wirbelsäule. Dann bringen Sie die Knie zurück und den rechten Arm wieder neben sich. ❹
- Legen Sie dann die Arme rechts und links neben sich und verlängern Sie abwechselnd die Hände und Arme in Richtung der Füße nach unten und wieder zurück. Spüren Sie die Biegung in der Wirbelsäule? Dass der Kopf mitdreht und leicht mitgezogen wird? Der Kiefer bleibt entspannt, die Atmung ebenfalls. Dann atmen Sie – wenn die linke Hand weiter unten in Richtung Füße ist – in die rechte Seite und die rechten, leicht gedehnten Rippen ein. ❺
- Bringen Sie nun den rechten Arm über Ihren Kopf auf den Boden, kommen Sie nochmals in die Seitneigung, sodass die linke Hand weiter in Richtung linker Fuß geht und die rechte Rippenseite gedehnt wird, und heben Sie gleichzeitig leicht die linke Beckenseite an. Atmen Sie nun bewusst einige Male in Ihre rechte Lungenseite ein und aus. ❻

Endposition Vergleichen Sie: Wie liegen Ihre Schulterblätter nun auf und wie spüren Sie den Rücken? Sie können die Schulterblätter wie zu Beginn nochmals von der Wirbelsäule wegbewegen und wieder zurückbringen, indem Sie die Schultern deckenwärts heben und senken. Wie lassen sie sich kreisen? Wie leicht können Sie den Kopf rollen? Wiederholen Sie bei Bedarf dasselbe noch mit der linken Seite.

Variationen Sie können zu Beginn und am Schluss als Vergleich wieder mit der

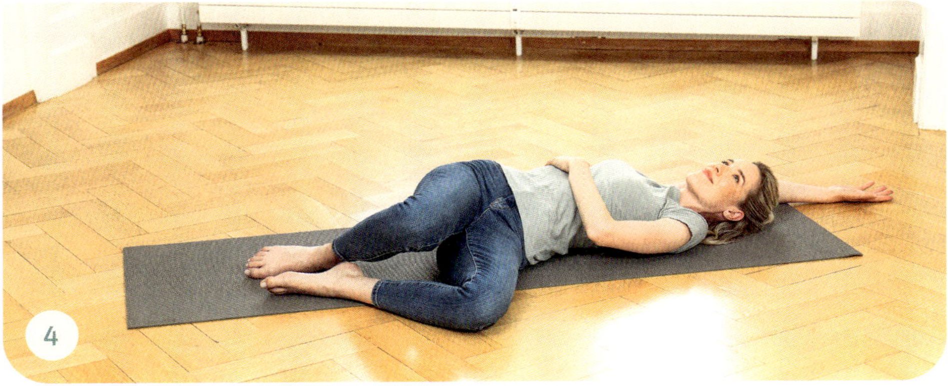
4

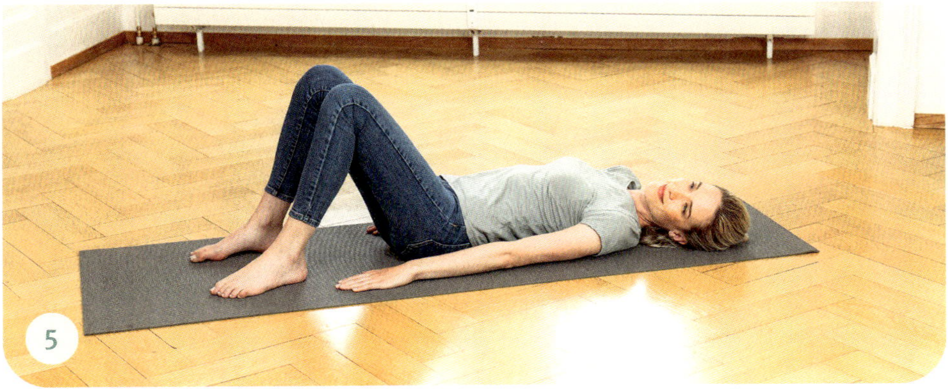
5

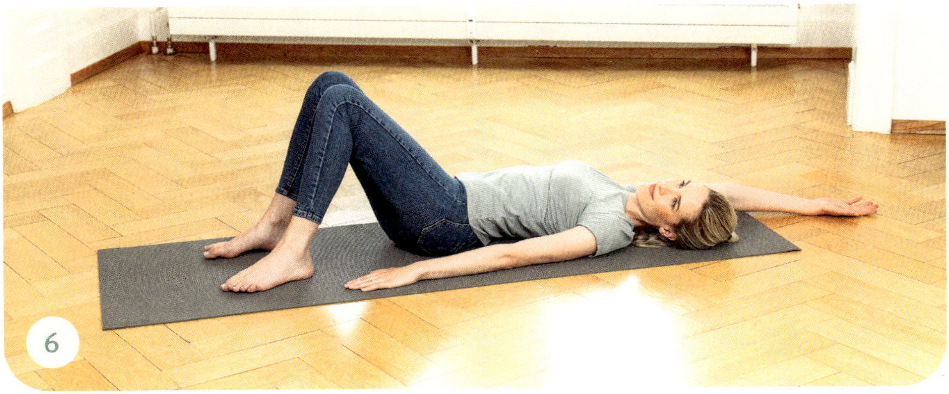
6

Mittellinie arbeiten, vom Scheitelpunkt bis zu den Füßen.

Wirkung Die Schulterblätter sollten frei über die Rippen gleiten können. Vielfach sind sie »zusammengeklebt« mit den Rippen und dem Rücken. Durch diese Freiheit können Sie das Schultergelenk in eine gute Position bringen. Ganz viele Verspannungen lassen sich durch das Bewusstmachen der Schulterblätter und das Zusammenspiel zwischen Schulterblättern, Schultergelenken, Rippen und den umliegenden Regionen vermeiden und lösen. Durch die Übung lernt jeder Part wieder, seine ursprüngliche Aufgabe zu übernehmen, anstatt Funktionen anderen zu überlassen, die sich dann durch Schmerzen äußern, weil beispielsweise ein Ungleichgewicht der Muskulatur entstanden ist. Sie befreien die seitlichen Rippen und das Zwerchfell für eine freiere Atmung und eine bessere Aufrichtung und haben eine andere Verbindung in der Schulterregion.

Wichtige Hinweise Insbesondere, wenn Sie die Arme deckenwärts verlängern und ploppen lassen sowie Arme und Beine verlängern, achten Sie bitte darauf, dass Sie ruhig und entspannt weiteratmen und die Bewegungen ganz klein und leicht ausführen.

Tintenfischhände

Haben sie schon mal einen Tintenfisch oder eine Qualle beobachtet? Diese sanften und fließenden, fast schwebenden Bewegungen möchte ich bei der folgenden Übung als Bild nutzen.

Fallbeispiele

Zuerst möchte ich Ihnen noch zwei Beispiele von Klienten und den Nutzen der Übung erklären: Eine junge Studentin hatte immer wieder starke Nacken-, Schulter- und Rückenschmerzen entwickelt durch das lange Sitzen und Lernen. Dadurch verstärkten sich ihre Schlafprobleme und sie erwachte immer wieder mit schmerzendem Kiefer und Kopf sowie den Nacken-, Schulter- und Rückenschmerzen. Mal war das eine Symptom stärker, mal das andere. Auch tagsüber hatte sie mit Konzentrationsproblemen und Müdigkeit zu kämpfen.

Eine andere Klientin Anfang 50 strickte und malte sehr gerne in ihrer Freizeit. Allerdings hatte sie das Problem, dass sie immer wieder Karpaltunnelsyndrome entwickelte und auch die Operationen an beiden Handgelenken nicht viel brachten. Zudem biss sie in der Nacht so stark auf ihre Zähne, dass sie innerhalb von vier Monaten zwei Mal eine Zahnbehandlung brauchte, weil sich durch den Druck zwei Zähne spalteten! Sie war recht verzweifelt über ihre Nacken- und Kieferbeschwerden und dass sie aufgrund der entzündeten Sehnen und der Schmerzen über den gesamten Arm ihren Lieblingsbeschäftigungen nicht mehr nachgehen konnte.

In beiden Fällen arbeitete ich unter anderem mit der »Tintenfischübung«. Einerseits setzte ich am Kiefer und an der Zungenbeweglichkeit an, um »von oben« den Nacken zu entspannen (und direkt auf den Kiefer einzuwirken), andererseits helfen auch Entspannungsübungen für den Rücken und die neutrale Stellung des Beckens, dass Schultern und Nacken entlastet werden können. Ein weiterer Ansatzpunkt sind auch die Finger und Hände! Vielfach spüren wir gar nicht, dass unsere Finger und Hände verkrampft sind und welchen Einfluss dies auf die gesamten Arme und bis in den Rücken, Nacken und Kopf hat (und umgekehrt natürlich auch). Sehr eindrücklich ist dies jeweils zu hören, wenn ich einem Musiker eine Feldenkrais-Lektion geben darf – beispielweise einem Cellisten. Wenn er entspannt atmet und sein Körper durchlässig und entspannt ist (bis in die Fingerspitzen!), dann klingen die Töne viel voller und klarer. Falls Sie ebenfalls ein Instrument spielen, dann nehmen Sie sich vor und nach der Übung mal auf und vergleichen Sie die Tonqualität. Und wenn Sie kein Instrument spielen, dann schreiben Sie vorher von Hand oder auf dem Computer einen kurzen Text und vergleichen Sie die Spannung und Leichtigkeit vorher und nachher.

Noch einen Satz zu meinen zwei Klientinnen: Beide profitierten sehr von der regelmäßigen Anwendung dieser Übung über einige Wochen: Die Zahnarzttermine wurden weniger, die Schlafqualität besser und auch die Schmerzen in Kopf, Nacken, Schultern und Rücken sowie im Kiefer und sogar in den Armen und Handgelenken!

Ausgangsstellung Legen Sie sich bitte auf den Rücken, die Beine nach Möglichkeit aufgestellt (sodass sie sich »wie von selbst halten« und nicht über die Muskeln gehalten werden müssen). Die Hände sind neben Ihrem Körper mit den Handflächen bodenwärts gerichtet. Sie können zu Beginn auch gerne einmal den Kopf nach rechts und links rollen, um zu sehen, wie leicht es vor der Übung geht, und am Schluss nochmals vergleichen. Oder auch einfach Ihre Rückseite wahrnehmen. Wo haben Sie Bodenkontakt beim Becken? Beim Rücken? Bei den Schulterblättern? Wo liegt der Kopf auf? Und wo haben die Ober- und Unterarme Kontakt zum Boden? Wie liegt die Hand und wie liegen die einzelnen Finger auf? Ist das rechts und links ähnlich?

Ausführung

- Beginnen Sie, die Finger zueinanderzubringen. Lassen Sie die Finger über den Boden gleiten, sodass der Daumen und die anderen Finger miteinander in Kontakt kommen, und lassen Sie sie dann wieder über den Boden gleiten und ausstrecken (sodass die Hand flach wird). Machen Sie die Bewegung ganz sanft und langsam. Beobachten Sie, wie Sie die Bewegung machen. Drücken Sie das Handgelenk gegen den Boden, um die Finger zueinanderzubringen? Oder heben Sie das Handgelenk an? Was passiert mit Ihrem Atem? Atmen Sie ruhig und entspannt weiter – der Kiefer bleibt dabei locker.
- Wenn Sie bisher das Handgelenk gegen den Boden gedrückt haben, dann heben Sie es einmal an und umgekehrt. Was ist der Unterschied? Wie geht es für Sie leichter?
- Machen Sie dann eine Pause und spüren Sie den Bewegungen nach. Wie liegt jetzt Ihre Hand auf dem Boden auf? Wie der Arm und die Schulter?
- Nun kommen wir zum Bild: Stellen Sie sich vor, Sie hätten Tintenfischhände und bewegten sich schwebend und leicht durchs Wasser. Alternativ können Sie sich auch eine Qualle vorstellen. Oder auch, dass Ihr Handgelenk von einem Faden oder einer Hand nach oben gezogen wird und die Finger so zueinanderkommen. Oder dass Sie unter Ihrem Handgelenk einen Luftballon haben, der mit Helium gefüllt wird und sich so Ihr Handgelenk ganz leicht vom Boden anhebt und die Finger über den Boden gleiten und näher zueinanderkommen. Dann geht wieder etwas Helium aus dem Ballon und das Handgelenk senkt sich wieder, während die Finger wieder über den Boden gleiten und zurückkommen. Probieren Sie, welches der Bilder für Sie am

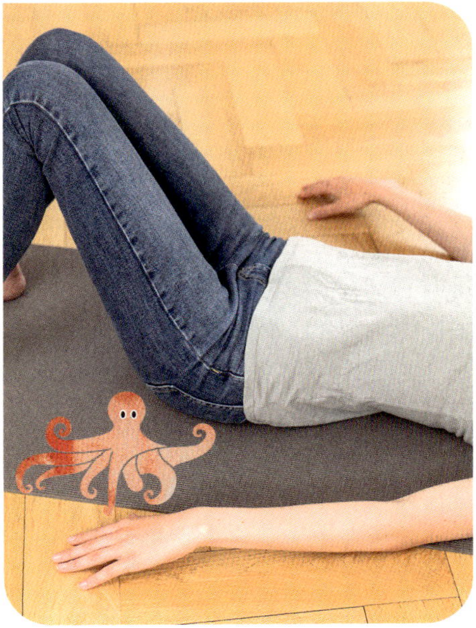

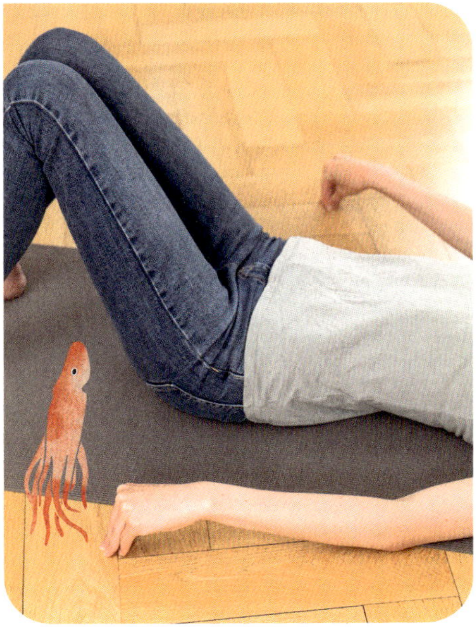

hilfreichsten ist, und machen Sie diese sanfte, kleine Bewegung etwa 10- bis 20-mal. Und danach eine Pause. Spüren Sie nach, wie nun Ihre Finger und Arme im Vergleich zum Beginn liegen, wie viel Kontakt die Schulterblätter, Schultern und der Rücken haben und wo der Kopf aufliegt. Was hat sich verändert?

- Dann fangen Sie an, eine ganz kleine Schaukelbewegung nach rechts und links mit Ihren Fingern und Handgelenken zu initiieren. Das heißt, einmal gibt es etwas mehr Bodenkontakt auf der Handgelenksaußenseite und dem kleinen Finger, einmal mehr in Richtung Daumen und Handgelenksinnenseite. Machen Sie die Bewegung so klein wie möglich und spüren Sie nach, wie weit nach oben Sie diese kleine Bewegung noch wahrnehmen können (manchmal ist die Bewegung bis ins Schultergelenk spürbar).
- Dann kommen Sie nochmals zu der Tintenfischbewegung zurück: Nehmen Sie wahr, ob diese vielleicht nochmals leichter geworden ist?

Endposition Vergleichen Sie nochmals den Bodenkontakt, rollen Sie den Kopf. Wie viel Kontaktfläche hat Ihre Hand und Ihre gesamte Rückseite nun? Wie leicht geht das Kopfrollen nun? Nehmen Sie sich einen Moment Zeit, um ins Sitzen und Stehen zu kommen, gehen Sie ein paar Schritte und spielen Sie danach nochmals als Vergleich auf Ihrem Instrument, greifen Sie zum Stift oder Laptop und nehmen Sie wahr, wie das Spielen oder Schreiben nun geht und wie leicht sich der Kopf auf der Wirbelsäule anfühlt, wie entspannt die Schultern nun herunterhängen und wie viel Raum Sie fürs Atmen haben.

Variationen Im Alltag können Sie die Finger auch einmal leicht bewegen oder ausschütteln.

Wirkung Lockere Finger haben einen Einfluss auf Schultern und Nacken und sogar auf den Kiefer. Je lockerer die Finger, desto entspannter können Sie in Handlung kommen. Auch sind die Hände im Gehirn groß repräsentiert und wenn Sie Ihre Finger bewegen, dann hat dies einen Einfluss auf das gesamte Nervensystem, das sich beruhigen kann. Falls Sie unter Ängsten oder Albträumen leiden und Sie das Gefühl haben, Sie können sich fast nicht mehr bewegen, ist diese Übung ebenfalls gut geeignet, um Erstarrung sanft zu lösen und wieder in Bewegung zu kommen. Das Gefühl, die Finger wieder bewegen zu können, hat auch viel mit »Anpacken« zu tun und hilft Ihnen, wieder in Handlung zu kommen und Verantwortung zu übernehmen. Falls Sie ein Instrument spielen oder viel tippen müssen, ist diese Übung ein Segen für Ihre Hände und Handgelenke sowie Ihre entspannte Sitzhaltung.

Dreamteam Augen, Kiefer und Nacken

Vielleicht haben Sie den Zusammenhang zwischen Augen, Kiefer und Nacken bereits bei den strahlenden Augenscheinwerfern in der Übung »Aktivierung des Nervus vagus« (Seite 65) gespürt. Hier eine weitere Übung, um Augen, Kiefer und Nacken zum Dreamteam zu formieren und dadurch dem Nervus vagus zu einer besseren Kommunikation im Gesundheits-Tandem zu verhelfen.

Ausgangsstellung Legen Sie sich bitte auf den Rücken. Rollen Sie den Kopf nach rechts und links. Wie weit geht dies leicht? Wie fühlen sich die Augen in den Augenhöhlen und die beiden Gesichtshälften an? Bewegen Sie die Augen nach rechts und links. Wie weit geht dies leicht? Wie entspannt ist der Kiefer? Sind die Zahnreihen aufeinander oder gibt es eine Lücke dazwischen? Wie fühlt sich der Nacken an? Wie fließend ist die Atmung?

Ausführung

- Öffnen Sie leicht den Unterkiefer und verschieben Sie ihn langsam nach rechts und links. Bewegen Sie gleichzeitig die Augen einige Male in dieselbe Richtung wie den Unterkiefer und halten Sie in der Mitte jeweils kurz inne. Wechseln Sie dann einige Male die Augenbewegung in die Gegenrichtung zum Unterkiefer. Die Atmung fließt. Gehen Sie nur so weit, wie es leicht geht. ❶
- Dann öffnen und schließen Sie den Mund. Bewegt sich mehr der Unterkiefer nach unten in Richtung Brustbein oder der Oberkiefer mit dem Schädel scheitelwärts? Bewegen Sie einmal den Unterkiefer nach unten und schließen Sie den Mund wieder. Dann bewegen Sie den Oberkiefer scheitelwärts und schließen ihn wieder. Das heißt, dass sich nun der ganze Schädel bewegt und der Unterkiefer an Ort und Stelle bleibt. Sie können sich unterstützen, indem Sie einen Daumen auf das Brustbein legen und einen Finger ans Kinn. Wiederholen Sie das einige Male. ❷ Dann öffnen und schließen Sie den Mund, indem Sie Ober- und Unterkiefer gleichermaßen bewegen. Begleiten Sie die Bewegung mit Ihren Augen. Das heißt, wenn Sie den Mund öffnen, gehen die Augen nach oben, wenn Sie ihn schließen, nach unten. ❸ Achten Sie auf ganz langsame und sanfte Bewegungen. Die Augen sollten möglichst nicht springen. Vielleicht hilft es Ihnen, wenn Sie sich eine Linie vorstellen, an der sie entlanggleiten, dabei Ihre Augen strahlen lassen wie die aufgehende Sonne am Horizont. Bewegen Sie dann auch einige Male die Augen in die Gegenrichtung. Das heißt, wenn Sie den Mund öffnen, gehen die Augen nach unten, und wenn Sie ihn schließen, nach oben. Was tun Sie mit Ihrer Atmung? Halten Sie die Atmung einmal an und verglei-

chen Sie, wenn Sie ruhig ein- und ausatmen. Wie geht es leichter?

- Rollen Sie nochmals den Kopf nach rechts und links. Einmal gehen die Augen in dieselbe Richtung, einmal in die Gegenrichtung der Kopfbewegung. Wie geht das jetzt im Vergleich zum Beginn? ❹

Endposition Rollen Sie nochmals den Kopf nach rechts und links. Wie leicht geht das jetzt? Wie fühlen sich die Augen in den Augenhöhlen nun an? Weit und entspannt? Wie weit können Sie die Augen nach rechts und links bewegen? Wie fühlen sich die beiden Gesichtshälften an? Und der Kiefer und Nackenbereich? Wie fließt die Atmung?

Variationen Während Sie die Augen nach rechts bewegen, drücken Sie ganz allmählich und leicht die Zungenspitze in die rechte Wangeninnenseite. Lassen Sie sie wieder los, während die Augen wieder in die Mitte zurückkehren. Dann dasselbe nach links. Nach drei oder vier Wiederholungen können Sie die Augen auch in die Gegenrichtung zur Zunge einige Male bewegen und dann nochmals gemeinsam nach rechts und links. Wie leicht geht das jetzt? Konnte der Kiefer durch diese Variation nochmals an Spannung verlieren?

Wirkung Durch die ungewohnten Bewegungen von Kiefer und Augen können sich die Muskeln neu koordinieren und Spannungen in Augen, Kiefer und Nacken losgelassen werden. Durch die Variation wird zusätzlich das Blickfeld erweitert und Sie entwickeln einen offeneren, weniger fokussierten und weniger angespannten, weicheren Blick, der vielfach auch zu mehr Geduld führt.

Wichtige Hinweise Drücken Sie bei der Variation die Zunge nur ganz leicht und im angenehmen Bereich gegen die Wangeninnenseite. Die Augenbewegungen sollten im angenehmen Bereich bleiben. Falls Sie Kiefer- oder Augenbeschwerden haben, klären Sie bitte im Vorfeld ab, ob die Übung für Sie geeignet ist oder etwas dagegenspricht!

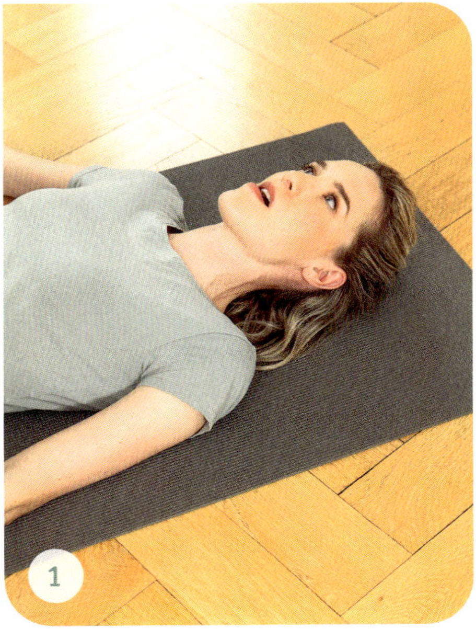
1

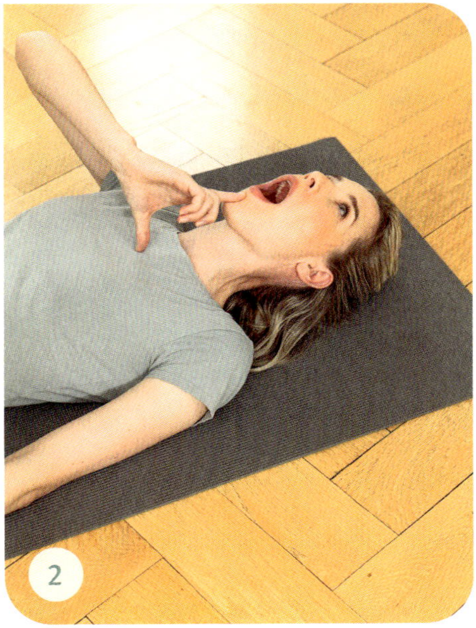
2

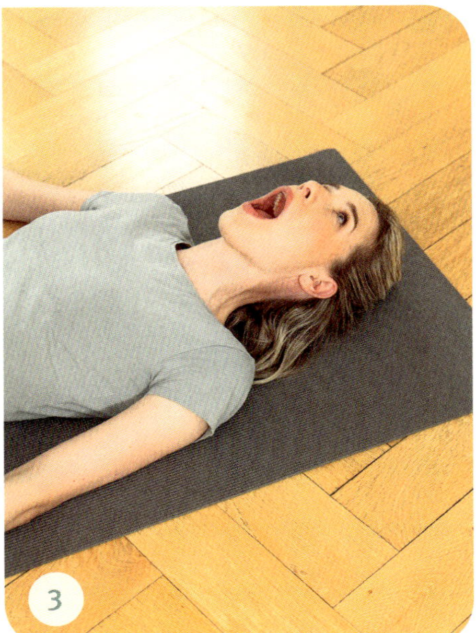
3

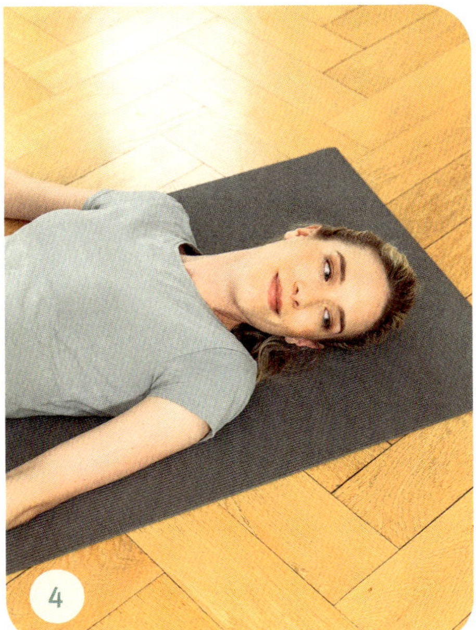
4

Leuchtende Perlenkette

Um den Nacken zu entspannen, ist es wichtig, dass dieser auch im Zusammenhang mit dem Rücken und Becken integriert wird. Dazu eignet sich diese Übung mit der Vorstellung einer leuchtenden Perlenkette hervorragend.

Ausgangsstellung Legen Sie sich bitte auf den Rücken, die Beine sind aufgestellt. Wo haben Sie Kontakt zum Boden? Gehen Sie mit der Aufmerksamkeit in den Nackenbereich. Wo beginnt die Wölbung und wo verlässt der Hinterkopf und der Nacken den Boden und wo gibt es wieder Bodenkontakt? Wie viel Raum ist zwischen den Wirbeln und dem Boden?

Stellen Sie sich nun Ihre Wirbelsäule als eine Perlenkette vor. Welche Form hat diese? Sind alle Perlen miteinander verbunden? Oder gibt es Lücken oder Knoten und Kurven in Ihrer Vorstellung?

Ausführung

- Öffnen Sie den Unterkiefer langsam und schließen Sie den Mund wieder. Bringen Sie Ihre Finger in die Lücke zwischen Schädelbasis und Nacken. Wie verändert sich die Muskelanspannung, wenn Sie den Mund öffnen und schließen? Öffnen Sie einmal den Mund, indem Sie den Unterkiefer öffnen und schließen. Das nächste Mal öffnen und schließen Sie den Mund durch das Bewegen des Oberkiefers und des Schädels nach hinten. Sie können mit einem Finger an Ihr Kinn gehen und mit dem Daumen aufs Brustbein, um zu spüren, dass Sie wirklich den Oberkiefer mitsamt dem Schädel bewegen. Wie verändert sich neben der Muskelspannung auch der Abstand vom Nacken zum Boden, wenn Sie den Mund über den Oberkiefer öffnen und schließen?
- Machen Sie eine Pause.
- Stellen Sie sich nun wieder Ihre Wirbelsäule als eine Perlenkette vor. Vielleicht entspricht Ihnen das Bild einer Ziehharmonika besser – dann nehmen Sie diese Vorstellung. Beginnen Sie nun, Ihre Perlenkette vom Steißbein her anzuheben. Das können einige Millimeter sein oder ein paar Zentimeter, wie es für Sie leicht geht. Kommen Sie dann immer wieder zurück und heben Sie so Wirbel für Wirbel vom Boden ab und bringen Sie die Perlenkette wieder zurück, bis Sie bei den Schulterblättern angelangt sind. Von dort heben Sie wieder vom Steißbein her die Perlenkette vom Boden ab und bringen Perle um Perle langsam wieder auf den Boden zurück. Dann stellen Sie sich vor, dass Sie die Perlenkette vom Steißbein her verlängern wollen bis zum Kopf, indem Sie sie leicht ziehen und das Steißbein noch mehr bodenwärts bringen. Durch die Vorstellung des Verlängerns und Auseinanderziehens strahlt von hinten warmes Sonnenlicht durch die einzelnen Lücken zwischen den Wir-

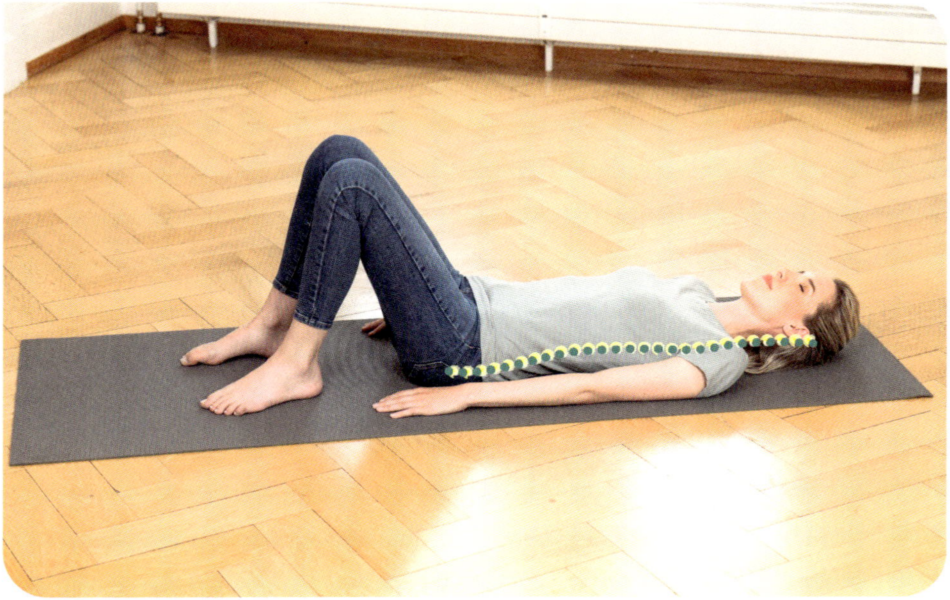

beln. Die Wirbelperlenkette fängt so richtig warm an zu leuchten!

- Dann kommen Sie zurück. Spüren Sie nach, wie sich die Auflagefläche auf der Wirbelsäule verändert hat. Wo haben Sie jetzt Bodenkontakt? Wie klein und wie lang ist der Raum im Nackenbereich zwischen Nacken und Boden geworden?
- Bringen Sie nochmals die Finger an die Schädelbasis am Nackenübergang und begleiten Sie die ganz kleine Bewegung einer Streckung/Längung des Nackens mit Ihren Fingern. Stellen Sie sich nun vor, dass Sie die Perlenkette vom Scheitelpunkt her in Bewegung bringen möchten bis zum Steißbein nach unten. Dabei wird Ihre Perlenkettenwirbelsäule sanft in die Länge gezogen und die Nase geht etwas in Richtung des Brustbeins. Dann lassen Sie wieder los. Es entsteht so eine ganz kleine Nickbewegung durch die Längung des Nackens.
- Machen Sie die Nickbewegung ohne Hände und nehmen Sie wahr, wie sich die Verlängerung anfühlt und wie viel Zwischenraum nun zwischen Nacken und Boden besteht im Vergleich zum Beginn. Bewegen Sie nun die Augen einige Male in dieselbe Richtung mit dem Kopf und danach sanft in die Gegenrichtung. Wie entspannt liegen nun Hinterkopf und Nacken auf? Wie weit ist diese Bewegung nach unten spürbar? Geht sogar das Becken leicht mit, wenn der Kopf nickt? Wenn noch nicht, dann bewegen Sie das Becken mit dem

Steißbein nach unten in Richtung Boden, wenn die Nase in Richtung Brustbein geht, und umgekehrt. Sie können auch mit Ihren Füßen leicht in den Boden drücken und so das Steißbein etwas nach oben bewegen und das Kinn bewegt sich so weg vom Brustbein und wenn Sie den Bauch etwas vorwölben, kommt das Kinn weiter zum Brustbein und das Steißbein sinkt zum Boden.

Endposition Wie liegt nun Ihre Wirbelsäule auf dem Boden auf? Wie lang und wie leuchtend ist nun Ihre Perlenwirbelsäulenkette und wie klar die Verbindung vom Rücken zum Kopf? Wie entspannt ist Ihr Nacken nun? Und wenn Sie sich wieder hinsetzen: Wie lang, entspannt und aufrecht fühlt sich nun Ihr Rückgrat an?

Wirkung Wir arbeiten mit der tiefen Nackenmuskulatur und dem Zusammenhang mit dem Kiefer und der Schädelbasis. Durch die Arbeit über diese Nackenmuskeln an der Schädelbasis beeinflussen wir die Kommunikation über den Nervus vagus positiv und helfen durch die Vorstellung der Perlenkette, den Nacken zu längen sowie die Verbindung bis zum Becken herzustellen. So fördern wir ein entspanntes aufrechtes Sitzen und Gehen.

Wichtige Hinweise Gerade im Nackenbereich ist es ganz wichtig, dass Sie ganz kleine, kaum sichtbare Bewegungen und wenige Wiederholungen machen, dafür mit der vollen Aufmerksamkeit dabei sind.

Schmerzen auf der Spur

Bei Beschwerden geht uns die Flexibilität verloren. Wir fokussieren uns auf das, was schmerzt, und versuchen, die Schmerzen durch Schonen zu verringern. Dadurch verkrampfen wir uns oft noch mehr und die Beschwerden rücken noch mehr ins Zentrum der Aufmerksamkeit. Wir sind nicht mehr neugierig, gelassen und offen dafür, verschiedene Lösungswege auszuprobieren, und tun mehr von demselben und verkrampfen uns noch mehr. Ein Teufelskreis entsteht durch diese Einengung auf körperlicher und psychischer Ebene. Wenn der Körper wieder entspannen kann, tut es die Psyche ebenfalls. Auch umgekehrt ist dies der Fall.

Fallbeispiel

Vielleicht kennen Sie den Ausdruck »zu viel auf den Schultern tragen«. Eine ältere Dame kam mit jahrelangem Schulterleiden in die Praxis. Ihr Blick war auf die Schmerzen und auf das, was nicht gut lief und sie belastete, gerichtet. Wir starteten mit körperorientierten Bewegungssequenzen wie der Vagusübung »Atmung: Körper und Psyche verbinden« (Seite 59), arbeiteten mit dem Kiefer und Gesichtsentspannung und anderen Bewegungen, um wieder Boden unter die Füße zu bekommen. Sie berichtete, dass sie nicht weiterwisse, in der Luft hänge und wichtige Entscheidungen zu treffen habe und ihr die momentanen Lebensumstände die Luft nähmen. Ich griff ihre Formulierungen auf körperlicher Ebene auf, denn ich weiß aus Erfahrung, dass die Lösung bereits im Klienten liegt und nicht von mir kommen kann.

Nach dieser Unterstützung und körperlicher Entspannung fand sie innere Klarheit und konnte sich auf sich fokussieren, bekam Distanz zu den Problemen und konnte die wichtigen Entscheidungen treffen. Sie war wieder bei sich und nicht mehr bei allen anderen. Vor allem schaffte sie es, sich von ihrem inneren Bild zu lösen, was sie zu tun hatte, um Erwartungen von anderen zu genügen, und entschied wieder »aus dem Bauch heraus«. Das führte dazu, dass die Schulterschmerzen, die sie über Jahre hatte, verschwinden konnten. Sie war wieder mit sich in Kontakt und konnte die Fragestellung, die sie zu entscheiden hatte, entscheiden. Die Schmerzen brauchte sie nicht mehr.

Schmerzen aushalten und beeinflussen lernen

Nicht immer findet man so schnell eine Lösung wie im obigen Fallbeispiel, aber wenn wir die Sprache beobachten, haben wir meist gute Ansatzpunkte, um über den Körper Fragen zu lösen und der Seele etwas Gutes zu tun. Natürlich sind auch Gespräche wichtig, aber manchmal können Themen erst aufkommen, wenn wir körperlich über das Nervensystem angehen, was in der Sprache ausgedrückt wurde. Sie können dann auch über Gespräche gut weiter aufgegriffen und bearbeitet werden.

Es gibt viele gute Feldenkrais-Anleitungen, um bestimmte Körperbereiche zu entspannen und dadurch auch die Psyche zu entspannen. Im Anhang finden Sie einige Literatur (Seite 180).

Manchmal werden Schmerzen chronisch und es geht darum, sie auszuhalten. Um sie besser aushalten zu lernen und den Fokus auf das zu lenken, was im Alltag und im Körper gut funktioniert, hat vielen folgender Spruch geholfen: »Mindestens drei Möglichkeiten für eine Lösung brauchst du, damit du frei sein kannst.«[27] Finden Sie mindestens drei Möglichkeiten, sich anders die Schuhe zu binden, zu gehen oder sich hinzusetzen, und Sie werden spüren, dass Sie durch diese Entscheidungsfreiheit, WIE Sie etwas tun möchten, auch im Kopf freier werden – trotz Schmerzen! Denn vielfach ist das größte Problem bei Schmerzen, dass wir das Gefühl haben, keine Wahl zu haben, und uns nur noch auf den Schmerz fokussieren und erstarren. Können wir etwas anders tun, gibt uns das das Gefühl, wenigstens ein wenig einen Einfluss auf die Situation zu haben. Durch das Suchen nach anderen Lösungsmöglichkeiten im Alltag fokussieren wir uns auf die Lösung und nicht noch mehr auf den Schmerz, den wir nicht ändern können. So können wir diesen positiv beeinflussen.

Weiter hat es sich bewährt, bei Schmerzen mit der Atmung und mit Bildern zu arbeiten. Schmerzt beispielsweise das Kniegelenk wegen Arthrose, habe ich sehr gute Erfahrungen gemacht, dass die Klienten über den Scheitelpunkt ihre Lieblingsfarbe in einer wohltuenden Temperatur eingeatmet haben und durch den Körper an die schmerzende Stelle die wohltuende Farbe ausgeatmet haben. Oder sogar durch den Körper hindurchgeatmet haben und den Schmerz wie ein Blatt auf dem Wasser haben mittreiben lassen und durch die Füße ausgeatmet haben. Man muss ausprobieren, was besser für einen selbst funktioniert. Etwas tun können anstatt sich hilflos und ohnmächtig fühlen, ist das A und O bei Schmerzen. Auch weitere Werkzeuge aus der (Selbst-)Hypnose haben sich als ergänzende Therapiemethode bei Schmerzen sehr bewährt.

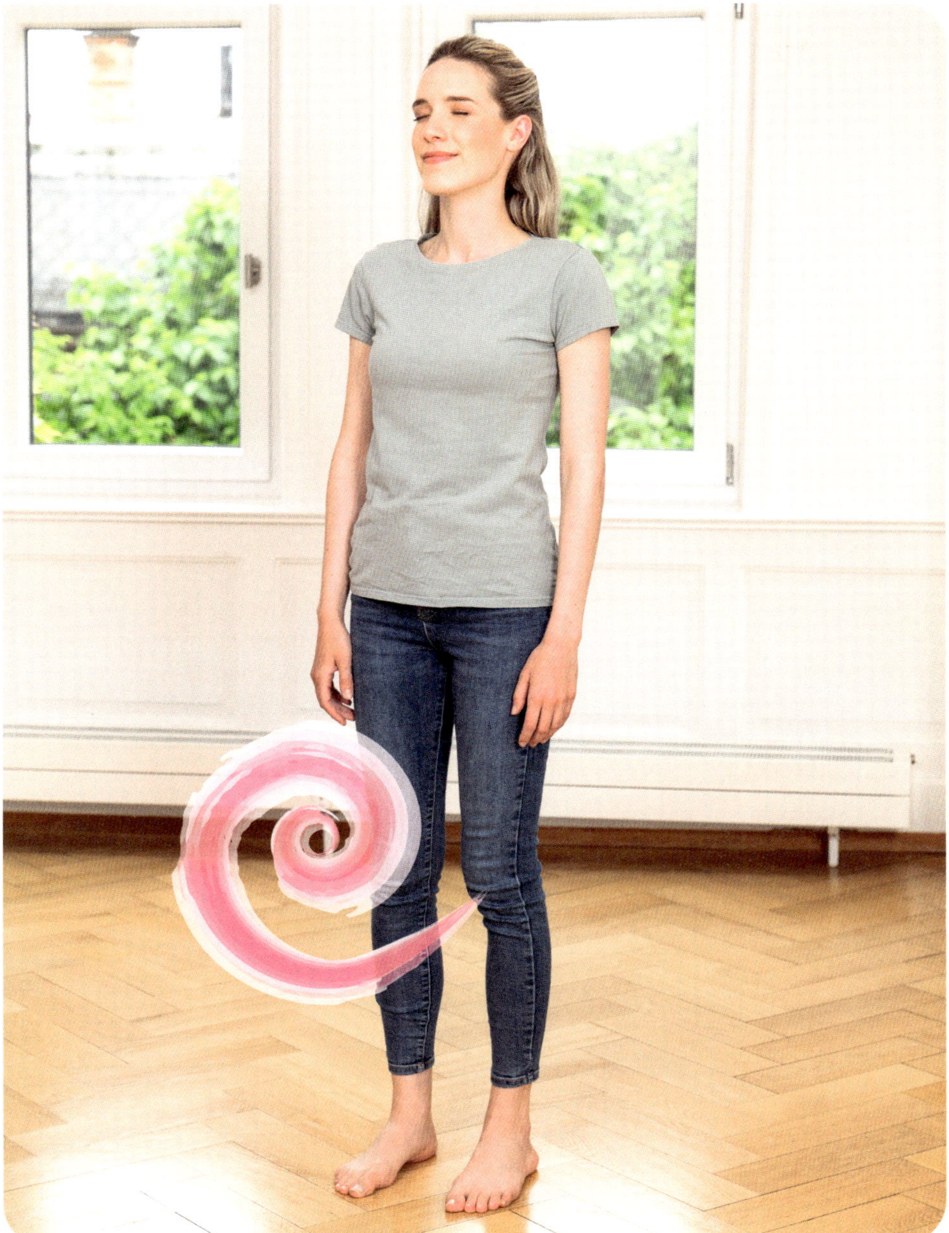

Im Fokus: Depression und Burnout

Depression oder Burnout? Hier lohnt es sich genau hinzuschauen. Dann erkennt man unterschiedliche Mindsets und dementsprechend verschiedene Handlungsoptionen.

Hintergrundwissen

Menschen, die schon immer das Gefühl hatten, sie schaffen etwas nicht allein und brauchen Unterstützung, sind besonders gefährdet, in eine Depression zu rutschen. Wenn dann eine Herausforderung kommt, die sie bestehen sollten, und sie damit überfordert sind, kann es sein, dass sich dies durch eine Depression äußert – sonst wäre es psychisch zu viel und nicht zu leisten. So eine innere Haltung bezeichnet man auch als Mindset.

Hauptsymptome einer Depression sind vielfach gedrückte, manchmal auch gereizte Stimmung, Freud- und Antriebslosigkeit, Interessenslosigkeit, Erschöpfung, kognitive Defizite wie Konzentrationsprobleme und Vergesslichkeit, innere Unruhe, Grübelneigung und Gedankenkreisen, Schlafstörungen, Appetitlosigkeit, Selbstzweifel, sozialer Rückzug, Ohnmacht und manchmal kommen auch noch körperliche Beschwerden hinzu und einzelne Beschwerden sind ausgeprägter oder fallen weg. Diese Beschreibung soll Ihnen eine Vorstellung davon geben, was eine Depression beinhalten kann.

Ein Burnout zeigt sich mit ähnlichen Symptomen, ist jedoch meist ausgeprägter im Gefühl, zu versagen. Betroffene berichten, sich selbst vergessen zu haben, lange getan zu haben, was andere von ihnen erwarten, bis irgendwann einfach nichts mehr ging. Sie sind ausgebrannt. Im Hintergrund steht meist ein hoher Leistungsdruck, alles selbst zu tun, sich selbst zu vergessen und zu überfordern. Irgendwann können sie nicht mehr, da keine Energiereserven mehr vorhanden sind. An einem Burnout leiden meist die »Macher-Typen« mit dem Mindset »Ich schaff das schon noch! Das muss irgendwie noch gehen! Die anderen brauchen meine Hilfe, sonst läuft da nichts«. Sie übernehmen und übernehmen und irgendwann ist es einfach zu viel und nichts geht mehr.

Bisher gab es keine offizielle Klassifikation und Diagnose für ein Burnout und so wurde Burnout unter »Depression« klassifiziert. Wichtig ist jedoch die Unterscheidung dieses Mindset-Hintergrundes. Denn wenn ein Macher-Typ motiviert wird, trotz Burnout etwas zu tun, geht dies in die falsche Richtung. Das Muster, das ihn ins Burnout gebracht hat, würde verstärkt. Hier geht es eher darum, dass er lernt, seine Grenzen wahrzunehmen, zu delegieren, Nein zu sagen, sich Auszeiten zu nehmen und sich zu erlauben, mal keine Leistung zu erbringen. Bei einem Menschen mit wenig Selbstvertrauen hingegen, der sich schnell hilflos fühlt und Verantwortung lieber abgibt, macht es Sinn, ins Handeln zu kommen und etwas zu tun, um dadurch wieder Vertrauen in sich selbst zu gewinnen und aus der Erstarrung in die Bewegung zu kommen.

Dies ist nur eine grobe Unterscheidung der beiden ähnlichen Symptomatiken und dient einem besseren Verständnis. Die Frage bei Depression und Burnout ist auch hier: Was tut mir gut? Was brauche ich? Was steht als nächster Schritt an, um mich weiterzuentwickeln? Für diese Entdeckungsreise mit sich selbst ist ein Therapeut als individueller Reisebegleiter sehr unterstützend. Widmen wir uns daher der körperlichen Seite und was wir für unser Gesundheits-Tandem an ganzheitlichen Bewegungen im Alltag tun können.

Fallbeispiel

Ein Klient Anfang 30 kommt in die Praxis und berichtet, dass er seit einigen Wochen keine Freude bei Dingen mehr empfindet, die er normalerweise gerne tut. Er komme am Morgen kaum aus dem Bett, vergesse wichtige Termine, fühle sich innerlich unruhig, aber sei eigentlich völlig erschöpft. Er müsse sich zwingen, arbeiten zu gehen, und habe Angst, dass er nichts mehr auf die Reihe bringe, und sehe gerade auch keine Perspektive in seinem Leben. Seine Freunde wimmle er unter Vorwänden ab – er habe gar keine Energie mehr, sich mit jemandem zu treffen, und würde am liebsten nur noch zu Hause bleiben. Dies ist eine typische Beschreibung eines Klienten mit depressiven Symptomen.

Falls Sie sich nun auch gerade richtig schwer fühlen nach dieser Beschreibung, dann liegt das an der Gefühlsansteckung durch die Spiegelneurone: Stehen Sie auf und schütteln Sie Arme und Beine aus, klopfen Sie Ihren Körper ab, lassen Sie frische Luft herein und tanzen Sie eine Runde durch die Wohnung, bevor Sie weiterlesen!

Körperliche Manifestation

Im Gangbild zeigt sich eine Depression durch einen schleppenden Gang mit wenig Bewegungen in den Fußgelenken. Das Gewicht wird mit dem Körper en bloc jeweils ganz auf den rechten und linken Fuß verlagert, sodass die Rotation der Wirbelsäule wegfällt. Es gibt wenig bis gar keine Armbewegungen, der Blick ist gesenkt und der Oberkörper eingesunken. Der Blick ist meist leer, die Stimme monoton und das Gesicht wirkt wie versteinert mit heruntergezogenen Mundwinkeln. Zusätzlich können der Kiefer und die Zunge durch »Auf-die-Zähne-Beißen« angespannt sein. Manchmal ist durch angespannte Finger und Oberschenkel und auch Zehen eine innere Anspannung im ganzen Körper zu spüren. Die wird durch die innere Unruhe bei gleichzeitiger Kraft- und Antriebslosigkeit hervorgerufen. Die Atmung ist meist ebenfalls oberflächlich und durch ein blockiertes Zwerchfell nicht mehr frei. Auch der Beckenboden ist meist angespannt. Die Fußgewölbe sind nicht mehr aufgerichtet und ohne Kraft. Dies hat Auswirkungen auf Knie, Hüftgelenke und Becken. Das Abfedern fällt weg und durch den platten und schlurfenden Gang mit gebeugter Haltung wird der Kopf schwer. Durch die »depressive Haltung« stellen sich vielfach Rückenschmerzen und Verdauungsbeschwerden ein. Manchmal stellt sich auch ein Gefühl der Gefühllosigkeit ein und die Betroffenen spüren ihren eigenen Körper nicht mehr – wie dies auch häufig bei einem Trauma und dissoziativen Zuständen der Fall ist.

Was tun bei Depression/Burnout?

Wir konzentrieren uns nun auf die körperlichen Möglichkeiten, der Seele etwas Gutes zu tun, die depressiven Beschwerden über den Körper abzuschwächen und Wege zu finden, unser Wohlbefinden auf diesem Weg zu stärken. Natürlich ist auch hier ergänzend die Psyche miteinzubeziehen, beispielsweise durch Gespräche bei einer Fachperson. Das Ziel sollten lösungsorientierte Strategien im Alltag in Richtung Gesundheit sein.

Studien belegen, dass die Faszien bei depressiven Menschen erhöhte Steifheit und reduzierte Elastizität aufzeigen.[28] Faszien sind Bindegewebsstrukturen, die unseren Körper wie ein Geflecht durchziehen, unter anderem Muskeln und Organe schützen und stützen. Vielleicht erinnern Sie sich noch an das Beispiel mit dem jungen Mann mit Rückenschmerzen, der keine Perspektive sah, bis wieder eine Rotation in der Wirbelsäule vorhanden war? Übungen, die zu mehr Beweglichkeit verhelfen, sind auch und besonders bei Depressionen angezeigt. Neben den hier im Kapitel vorgestellten ganzheitlichen Bewegungen empfehle ich beispielsweise die »Rotation im Sitzen für mehr Rundumsicht « (Seite 100) für die Beweglichkeit der Wirbelsäule. Auch hilfreich für die Durchlässigkeit der Faszien sind die Übungen im Kapitel »Haltung und Befindlichkeit« (Seite 92). Spezifisch für die Beweglichkeit der Fußgelenke und eine bessere Aufrichtung von den Füßen her sowie Dehnung der Faszien eignet sich die Übung »Ruhe, Beweglichkeit und Kraft entwickeln« (Seite 151) in diesem Kapitel. Auch wer viel sitzt, profitiert von dieser ganzheitlichen Bewegungsabfolge. Hilfreich sind eine ganze Reihe von Übungen:

- Bewegungen wie Arme und Beine schwingen, leichtes Hüpfen und den Blick heben können im Alltag bereits zu einer Stimmungsaufhellung und mehr Antrieb führen.
- Bei Gefühllosigkeit kann auch ein Abklopfen der Arme und Beine und des Oberkörpers helfen. Kehren Sie die Fragen der Übungen einmal um in: »Wie spürt der Boden Sie? Wie fühlt der Boden Ihren Rücken? Kann der Boden Ihre Beine spüren?« etc.
- Bei sozialem Rückzug und wenig Kontakt zu sich selbst bewährte sich die Aktivierung des Nervus vagus (Seite 65) und bei Grübeltendenz finden Sie im Schlafkapitel die tolle Übung 1–2–3–4–Schlafrhythmus (Seite 160).
- Wer unter starren Gesichtszügen leidet, dem sei die Gesichtswellness (Seite 144) ans Herz gelegt.
- Bei Burnout und dem Thema, seine Grenzen zu entdecken und das Motto »Weniger ist mehr« zu verinnerlichen, ist vielfach »Einfach sein und sich sicher fühlen« (Seite 148) eine wunderbare Übung.

Es geht darum, wieder wahrzunehmen, dass man selbst entscheidet und eine Wahl hat, was man tun möchte. Vielleicht mag jemand gerade keine Mundwinkel nach oben ziehen? Warum sich nicht dafür entscheiden, die Mundwinkel mal bewusst noch weiter hängen zu lassen? Oder eine andere Grimasse vor dem Spiegel zu schneiden? Wir haben die Wahl zu entscheiden, was wir tun wollen und was nicht!

Gesichtswellness

Wenn wir alte Menschen betrachten, steht ihnen ihre Lebensgeschichte und ihre Einstellung buchstäblich ins Gesicht geschrieben. Vergleichen Sie beispielsweise einen dankbaren Menschen und seine Falten und seinen Gesichtsausdruck mit einem Menschen mit einer verbissenen Lebenseinstellung, zusammengekniffenem Mund und stehenden Falten zwischen den Augenbrauen.

Gerade auch bei einer depressiven Stimmung ist der Blick leer, das Gesicht manchmal wie versteinert. Durch die Feldenkrais-Releasetechnik hauchen wir dem Gesicht wieder Präsenz, Frische und Lebendigkeit ein. Zudem fällt so die Kommunikation leichter und ich habe die Erfahrung gemacht, dass Klienten plötzlich ihre Wünsche wieder äußern, Grenzen oder Unzufriedenheiten ansprechen, die sie seit Jahren für sich behalten haben. So wie ein junger Manager, der nach der Gesichtswellness mit lockererem Kiefer und freier Atmung nach der Stunde seinem Chef sagte, was er ihm schon seit einigen Jahren hatte sagen wollen, es jedoch nie getan hatte.

Ausgangsstellung Am besten legen Sie sich auf den Rücken und schauen, ob Sie noch ein gefaltetes Badetuch unter die Ellbogen legen möchten, um Ihre Finger bestmöglich zu entspannen. Nehmen Sie Ihr Gesicht wahr – in allen Einzelheiten. Dann entscheiden Sie sich für die Seite, mit der Sie beginnen möchten. Natürlich können Sie auch beide Seiten gleichzeitig bearbeiten, aber der Effekt wird viel spürbarer, wenn Sie mit einer Seite beginnen. Denken Sie nun an etwas Negatives. Wie verändern sich Ihre Gesichtszüge und die Spannungen im Gesicht und Kiefer? Wie geht es Ihnen körperlich mit dem negativen Gedanken? Wo und wie ist dieser spürbar?

Ausführung

- Legen Sie die eine Handfläche auf die Wange, um den Kopf etwas zu stützen. Mit der anderen Hand gehen Sie mit den Fingerspitzen an den Mundwinkel und schieben diesen ganz sanft zur Mitte. Atmen Sie ruhig und entspannt weiter und bleiben Sie ein paar Sekunden so. Dann lösen Sie ganz, ganz langsam Ihre Finger und lassen den Impuls nachwirken. ❶
- Nun ertasten Sie mit beiden Fingern den Zungenboden. Greifen Sie mit den Daumen auf den Zungenboden (unterhalb des Kinns in der weichen Ausbuchtung) und mit den anderen Fingern unterhalb der Lippen auf das Kinn. Stellen Sie sich vor, Sie möchten das Kinn ganz sanft zusammenschieben. Bleiben Sie ein paar Sekunden in dieser Position und lösen Sie sie dann wieder. Spüren Sie nach. ❷
- Tasten Sie sanft nach dem Jochbein unterhalb des Auges und schieben Sie bei jedem Tasten die Haut und das Gewebe

ganz sanft in Richtung Nase. Dann schieben Sie auch ganz sanft vom Wangenknochen in Richtung des Auges. ❸

- Dann legen Sie die Finger auf die Augenbrauen und gehen immer in die Richtung, in der es Falten gibt, beispielsweise in Richtung Braueninnenkante oder auch ganz leicht in Richtung Augapfel. Führen Sie ganz leichte und langsame Bewegungen aus, halten Sie kurz inne und lassen Sie langsam los. ❹
- Dann können Sie auch die Falten auf der Stirn verstärken und schließlich die Handfläche auf die ganze Wangenseite legen und auch dort etwas die Haut und das Gewebe darunter in Richtung Nase schieben, kurz innehalten und dann langsam loslassen.

Endposition Machen Sie eine Pause und spüren Sie nach, wie sich die beiden Gesichtshälften anfühlen. Manchmal kann es einen Effekt wie nach einem »Facelifting« geben – die Gesichtshälfte ist voluminöser, besser spürbar, entspannt und wie von innen her gestrafft und erfrischt. Denken Sie nun nochmals an das Negative von zu Beginn. Wie fühlt sich der Gedanke nun körperlich an? Ist die körperliche Reaktion schwächer geworden und sehen Sie den Gedanken/die Situation mit mehr Abstand oder Gelassenheit?

Variationen Sie können auch beide Seiten gleichzeitig entspannen. Der Effekt ist jedoch viel spürbarer, wenn Sie sich den beiden Gesichtshälften nacheinander widmen.

Spannend ist es auch, die Übung vor dem Spiegel zu machen oder vorher ganz sanft das ganze Gesicht zu berühren und sanft auszustreichen. Sie entscheiden, was Sie heute machen möchten und welche Übung oder welchen Part der Übung Sie durchführen möchten. ❺

Weiter können Sie zu Beginn auch einmal verschiedene Gesichtsausdrücke ausprobieren. Was müssten Sie für einen glücklichen Gesichtsausdruck tun? Wie sieht ein überraschter Gesichtsausdruck oder ein trauriger Gesichtsausdruck aus? Sie haben auch hier die Wahl, was Sie ausprobieren möchten.

Wirkung Wir nutzen den Ansatzpunkt des Gesichtsnervs, der mit dem Nervus vagus verbandelt ist: Wenn wir das Gesicht entspannen, gibt dies einen Impuls ans Gehirn, dass alles gut und entspannt ist, und wir tun unserem Gesundheits-Tandem etwas Gutes. Die Kommunikation im Innen und Außen wird gefördert und wir drücken eher aus, was unsere Wünsche sind und was wir wirklich möchten. Ein authentischer und lebendiger Gesichtsausdruck fällt viel leichter und wir können den Tag mit der Übung beginnen und beenden – dann nehmen wir negativen Gedanken die Spitze.

Wichtige Hinweise Achten Sie gut darauf, dass Sie sich selbst ganz sanft berühren und mit ganz leichten und sanften Berührungen arbeiten – das Gesicht ist sehr sensibel!

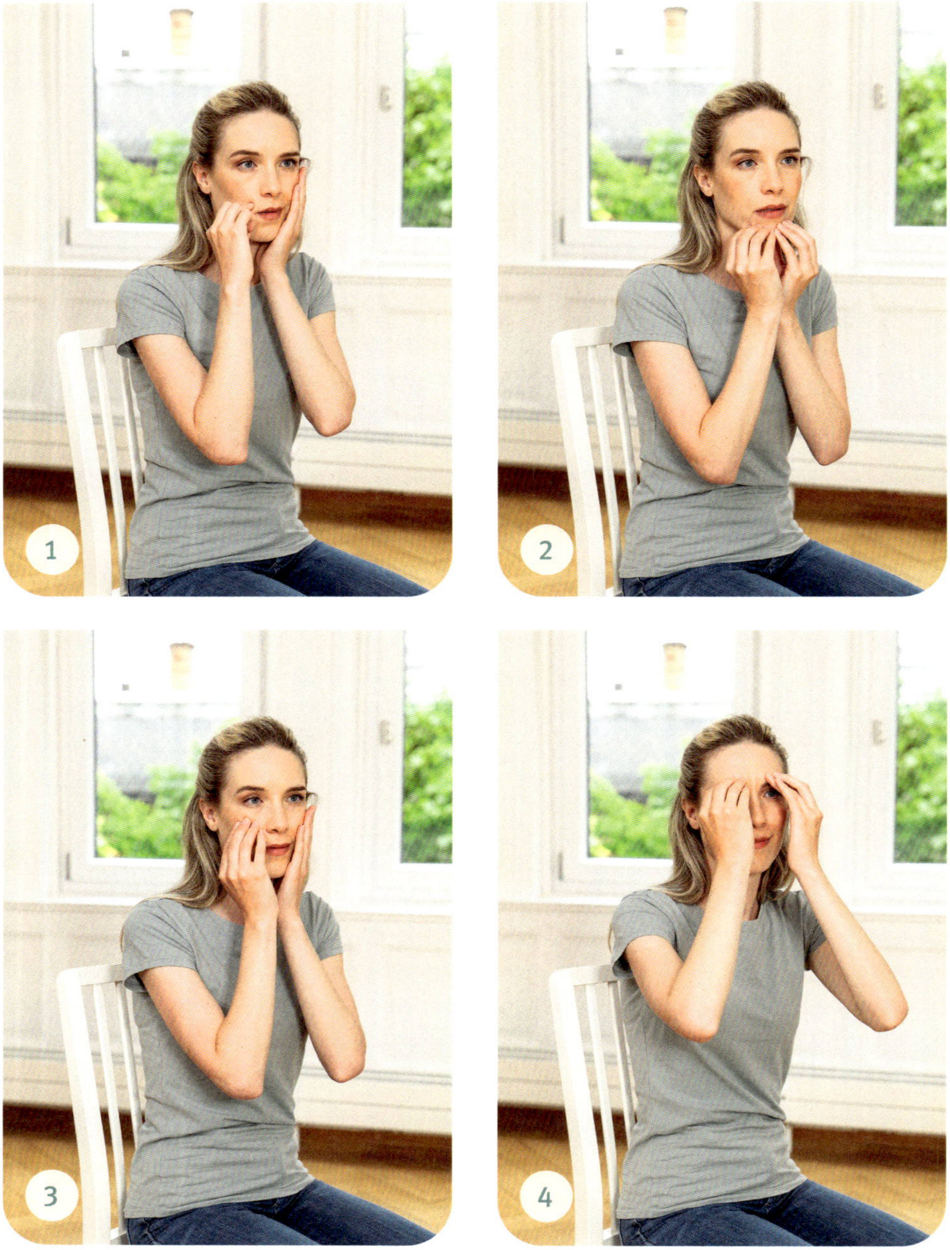
1
2
3
4

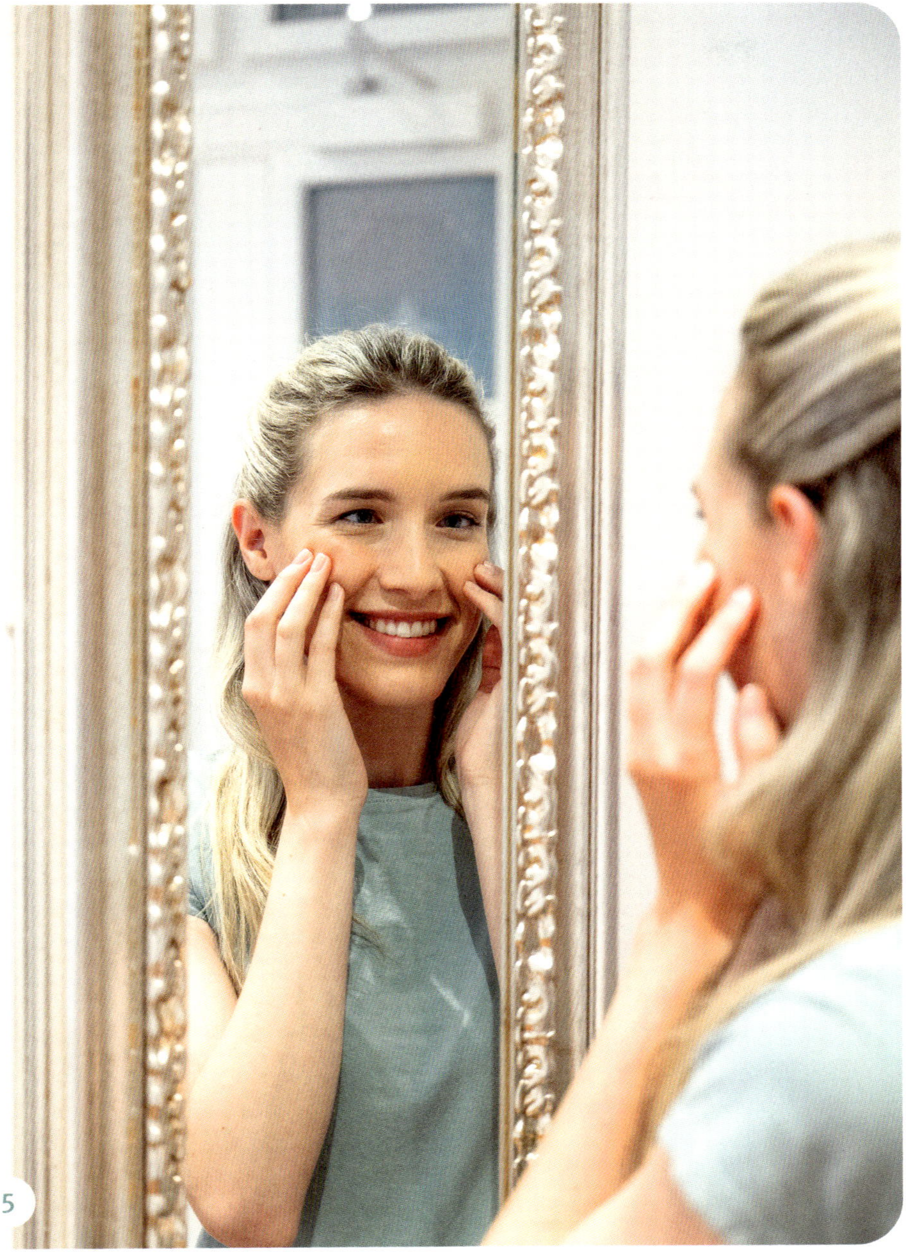

5

»Einfach sein« und sich sicher fühlen

Manchmal ist das Bedürfnis da, einfach zu sein – ohne etwas aktiv tun zu müssen. Gerade für »Macher-Typen«, die ständig über die eigenen Grenzen gingen und in ein Burnout gerieten und auch dann immer noch das Gefühl haben, etwas tun zu müssen und eigentlich zu erschöpft zu sein, kann diese Übung ein wahrer Segen sein: sich etwas Gutes zu tun, ohne aktiv etwas tun zu müssen. Sie können durch das »Einfach sein und sich sicher fühlen« Kraft tanken und lernen, in sich hineinzufühlen. Oft fällt es Klienten danach leichter, wieder Entscheidungen zu fällen und diese aktiv umzusetzen und für sich einzustehen.

Ausgangsstellung Legen Sie sich hin und finden Sie eine Position auf dem Rücken, auf der Seite oder auf dem Bauch, die sich angenehm und sicher anfühlt. Sie dürfen auch ein Kissen oder eine Decke zur Unterstützung einer gemütlichen Lage nutzen. Schließen Sie nach Möglichkeit die Augen – damit produziert das Gehirn automatisch die Hirnfrequenzen, die das Kommando geben, zu entspannen und einzuschlafen. Falls es sich mit geschlossenen Augen nicht sicher anfühlt, fixieren Sie entspannt einen Punkt geradeaus vor Ihnen. Wo sind Sie in Kontakt mit sich selbst? Gibt es Finger oder Beine, die sich berühren? Wo sind Sie mit dem Bett oder der Decke in Kontakt? Wie fließt Ihr Atem? ❶

Ausführung

- Lenken Sie die Aufmerksamkeit auf die Atmung: Wo spürt der Boden Ihre Atmung? Wo spüren Sie eine leichte Atembewegung? Vielleicht in den seitlichen Rippen, im Rücken oder Bauchbereich? Beginnen Sie, diese Atembewegung ganz klein und sanft zu verstärken. Dies kann ein Millimeter sein. Was passiert auf der Unterseite? Bei den Rippen und dem Brustbein? Im Bauch- und Beckenbereich? Wie fühlt es sich an, wenn Sie die kleinen, sanften Atembewegungen leicht verstärken und einfach Sie sein dürfen, wie Sie sich wohl fühlen? Was verändert sich an der (inneren) Haltung und im Körper, an der Anspannung und an den Gedanken?
- Wenn Sie möchten, können Sie sich zusätzlich vorstellen, dass Sie durch das linke Nasenloch einatmen und durch das rechte wieder ausatmen. Was machen die Augen? Folgen sie dieser Links-rechts-Bewegung? Dies kann zusätzlich helfen, noch tiefer in einen Entspannungszustand zu gelangen.
- Weiter können Sie in eine leichte Schaukelbewegung gehen oder einfach sein, wie Sie gerade sind, und die Ruhe und Sicherheit genießen.

Endposition Machen Sie eine Pause und spüren Sie nach, wie Ihre Atmung fließt und Ihr Körper noch mehr in den Boden einsinken konnte. Spüren Sie die Sicherheit des tragenden Bodens und und wie der Atem durch Ihren Körper fließt?

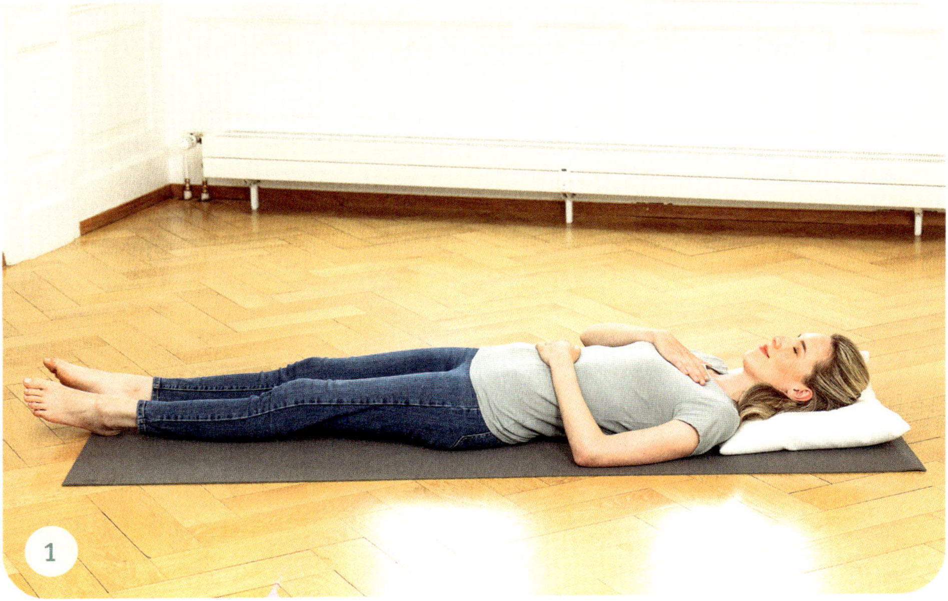
1

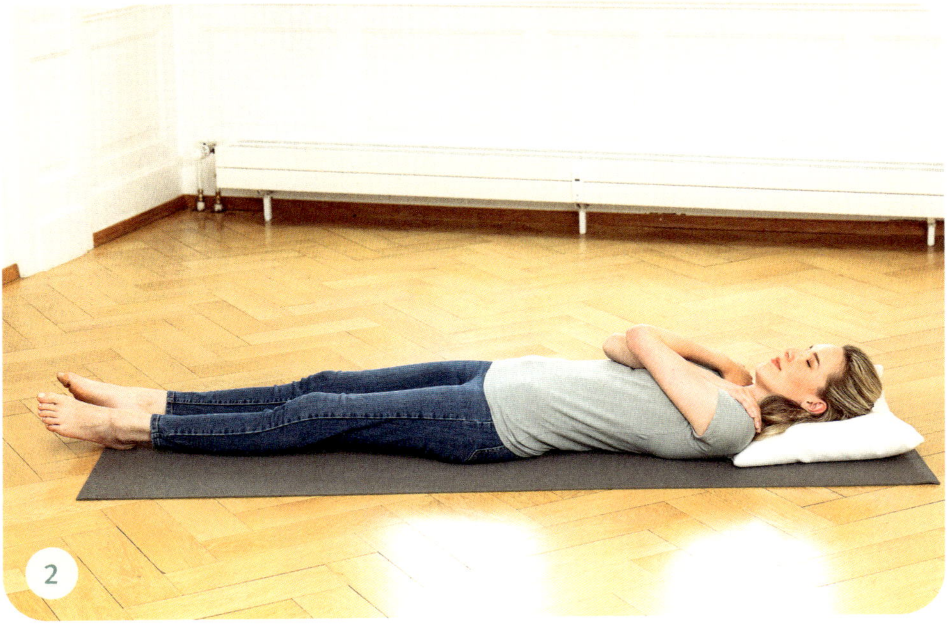
2

Wirkung Durch das Nichts-tun-Müssen und indem Sie einfach mal die Atmung wahrnehmen und leicht verstärken, entsteht ein wohliges Gefühl, getragen zu werden. Vielfach ist die Übung auch bei Veränderungsblockaden und dem Gefühl, durch die äußeren und inneren Ansprüche und überbordenden To-do-Listen überfordert zu sein, gut geeignet. Wir verstärken das Muster von Nichts-tun-Wollen, was unser Nervensystem dann in die andere Richtung bringt. Bei Alleinsein und Angst sowie fehlender Sicherheit wirkt diese Übung erdend und beruhigend sowie befreiend.

Wichtige Hinweise Sie können auch bei Bedarf sich selbst umarmen – doch seien Sie auf die mögliche starke Wirkung gefasst, da dies ganz starke Gefühle auslösen kann. ❷

Fallbeispiel

Ein Klient, der seit Jahren depressive Episoden hatte, kam in die Stunde und klagte darüber, dass er sich zu nichts aufraffen könne und sich am liebsten auch in der Stunde nicht bewegen möchte. Er wirkte emotionslos, müde und ohne Körpertonus und war im Nervensystem eher im hinteren Vagus, also in Richtung Erstarrung. Da er den Wunsch hatte, einfach mal sein zu dürfen, war dies die ideale Übung, um doch vorsichtig in eine Bewegung zu kommen, zu der er selbst jedoch nicht wirklich etwas beitragen musste. Die Übung löste in ihm einen tiefen Trancezustand aus und er hatte das Gefühl, dass alles plötzlich ganz leicht war, er nichts aktiv tun musste, um sich zu bewegen, und er bewegt wurde durch seine Atmung, die immer freier wurde. Er schöpfte daraus viel Kraft und packte danach einige Dinge an, die er vorher aus Erschöpfung hinausgeschoben hatte, obwohl er sich aufgeregt hatte, die Dinge nicht zu tun.

Ruhe, Beweglichkeit und Kraft entwickeln

Eine wunderbare Möglichkeit, die Fußgewölbe und die Aufrichtung von unten her zu üben sowie die Faszienbahnen ganz sanft zu dehnen, die am meisten beim Sitzen beeinträchtigt werden, finden Sie nachfolgend. So kommen Sie zu einem geerdeten, entspannten und schwungvollen Gangbild und wieder zurück zu Ruhe, Beweglichkeit und Kraft. Die Übungen durfte ich bei Jumin Chen im Yiquan[29] und Medizinischen Qigong kennenlernen und Teile davon finden sich auch im Feldenkrais eingebettet.

Ausgangsstellung Stellen Sie sich schulterbreit hin, leicht in die Knie, das Becken in neutraler Stellung. Beobachten Sie, wie viel Bodenkontakt Sie mit Ihren Füßen haben und wie aufrecht Sie stehen. Wo geht der Blick hin? Wie sind Füße, Knie, Becken und Kopf übereinander angeordnet? Wie fließt die Atmung?

Ausführung

- Heben Sie den linken Arm langsam seitlich über den Kopf zu Ihrem rechten Ohr. Massieren Sie gleichzeitig mit Ihrem rechten Mittelfinger der Hosennaht entlang nach unten. Das Gewicht bleibt in der Mitte und Sie spüren eine leichte Dehnung im Rumpf. Atmen Sie drei Mal ruhig und entspannt ein und aus und massieren Sie mit dem rechten Mittelfinger wieder nach oben, während Sie den rechten Arm wieder langsam seitlich senken. Wiederholen Sie diesen Ablauf zwei Mal. ❶
- Wiederholen Sie dasselbe zwei Mal mit dem rechten Arm über den Kopf und dem linken Mittelfinger, der an der Hosennaht nach unten massiert. Gehen Sie in eine für Sie angenehme Dehnung. Das Gewicht bleibt in der Mitte. Atmen Sie drei Mal ruhig und entspannt ein und aus und kommen Sie wieder zurück.
- Nehmen Sie als Nächstes beide Arme langsam seitlich hoch und führen Sie sie zu den Ohren, sodass die Handflächen die Ohren abdecken. Die Fingerspitzen zeigen nach hinten zueinander am Hinterkopf. ❷ Beugen Sie sich langsam nach unten, die Beine möglichst gerade und der Kopf entspannt hängend. Bleiben Sie in der Position und atmen Sie ruhig und entspannt drei Mal ein und wieder aus. Wiederholen Sie dies zwei Mal und kommen Sie wieder zurück. ❸ Wie fühlt sich Ihre Aufrichtung nun an? Wie fließt Ihre Atmung und wo ist Raum fürs Atmen? Vergleichen Sie, wie nun Ihre Füße über Knien, Becken und Kopf übereinander stehen.
- Nun stellen Sie sich vor, Sie stehen wie ein Baum da. Die Füße fest verwurzelt in der Erde, die Sonne scheint angenehm wärmend auf Sie. Sie stehen leicht in den Knien, das Becken ist in neutraler Stellung, der Blick geradeaus gerichtet und die Arme entspannt mit etwas Abstand zum Körper auf der Seite herunterhängend. Sie atmen das

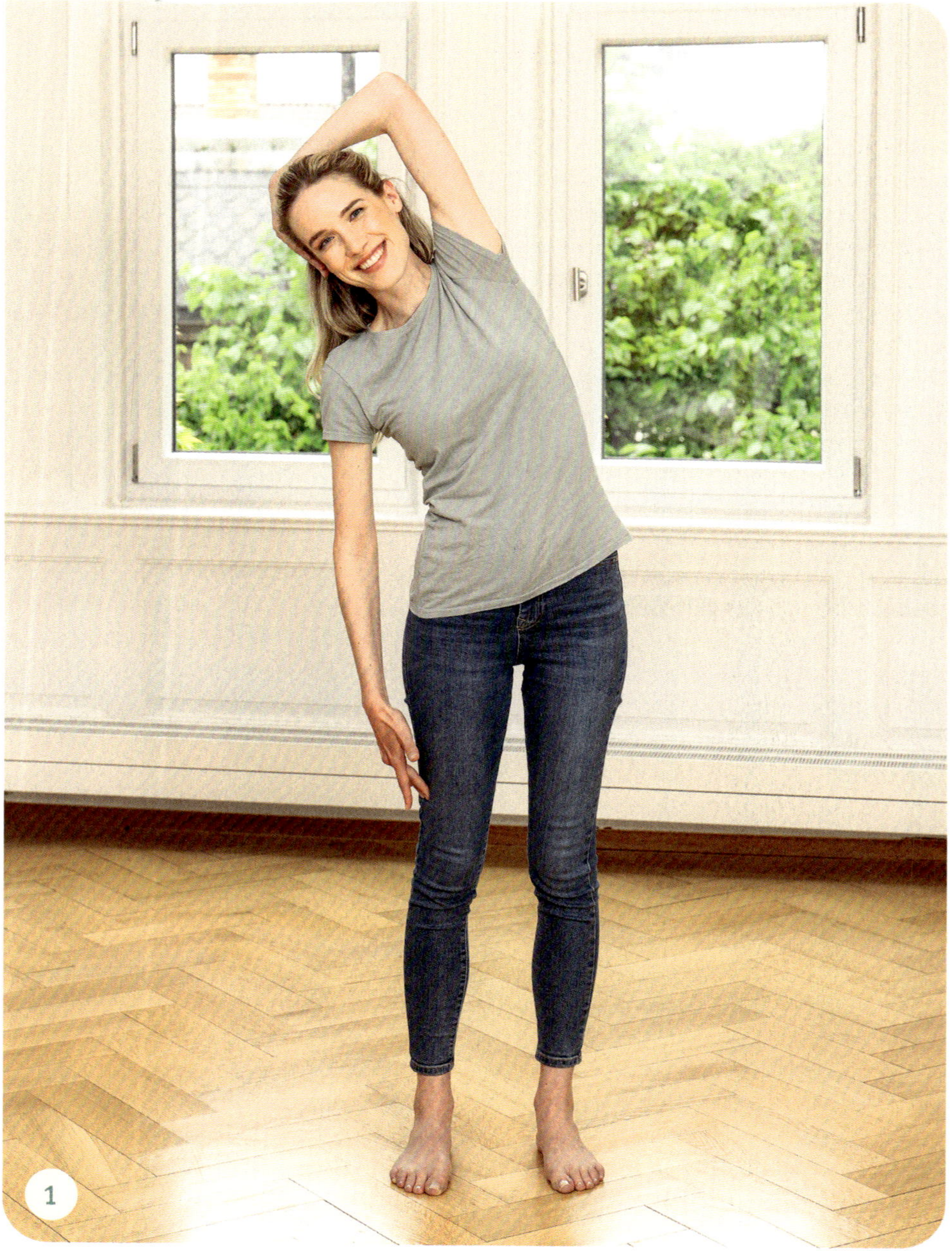
1

warme Sonnenlicht über den Scheitelpunkt ein und schicken es beim Ausatmen bis zu Ihren Füßen. Danach stellen Sie sich vor, dass ein leichter Windhauch kommt. Einmal von vorne und einmal von hinten. Dieser Windhauch lässt Sie ganz leicht nach vorne und zurück pendeln. Die Fußflächen behalten jederzeit Bodenkontakt. Wenn Sie nach vorne pendeln, bringen Sie das Fußgewölbe und somit den ganzen Fuß noch mehr auf den Boden und richten sich etwas auf. Sie stellen sich vor, dass Sie Widerstand zum Windhauch von hinten geben. Wichtig ist, dass Sie es sich nur vorstellen, dass ein Windhauch da ist, und Sie die ganze Zeit möglichst entspannt bleiben im Körper. Kommt der Windhauch von vorne, pendeln Sie zurück, gehen ganz leicht in die Knie und verlagern das Gewicht etwas auf die Außenkante der Füße, sodass Sie das Fußgewölbe aufrichten. Es ist ein wenig so, wie wenn Sie mit den Zehen krallten und dabei das Gewicht mehr auf die Außenkante des Fußes verlagerten. Diese Bewegung mit dem Fuß bewegt das Wadenbeinköpfchen nach vorne und zurück. So kommt wieder Bewegung in die Aufrichtung, wodurch die Knie und Hüftgelenke sich anders ausrichten können. Bleiben Sie ein paar Minuten in diesem Bild und in dieser Bewegung. ❹

Endposition Machen Sie eine Pause und spüren Sie nach, wie sich die Aufrichtung nun anfühlt, wo Ihre Aufmerksam-

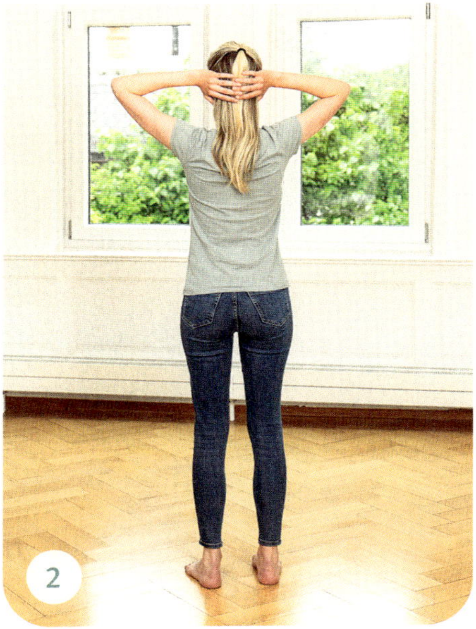
2

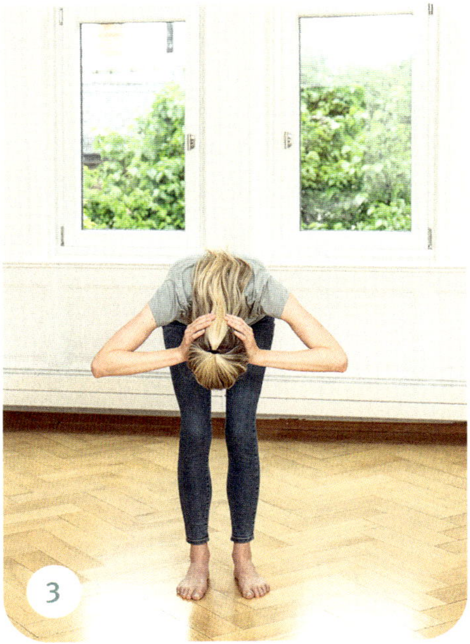
3

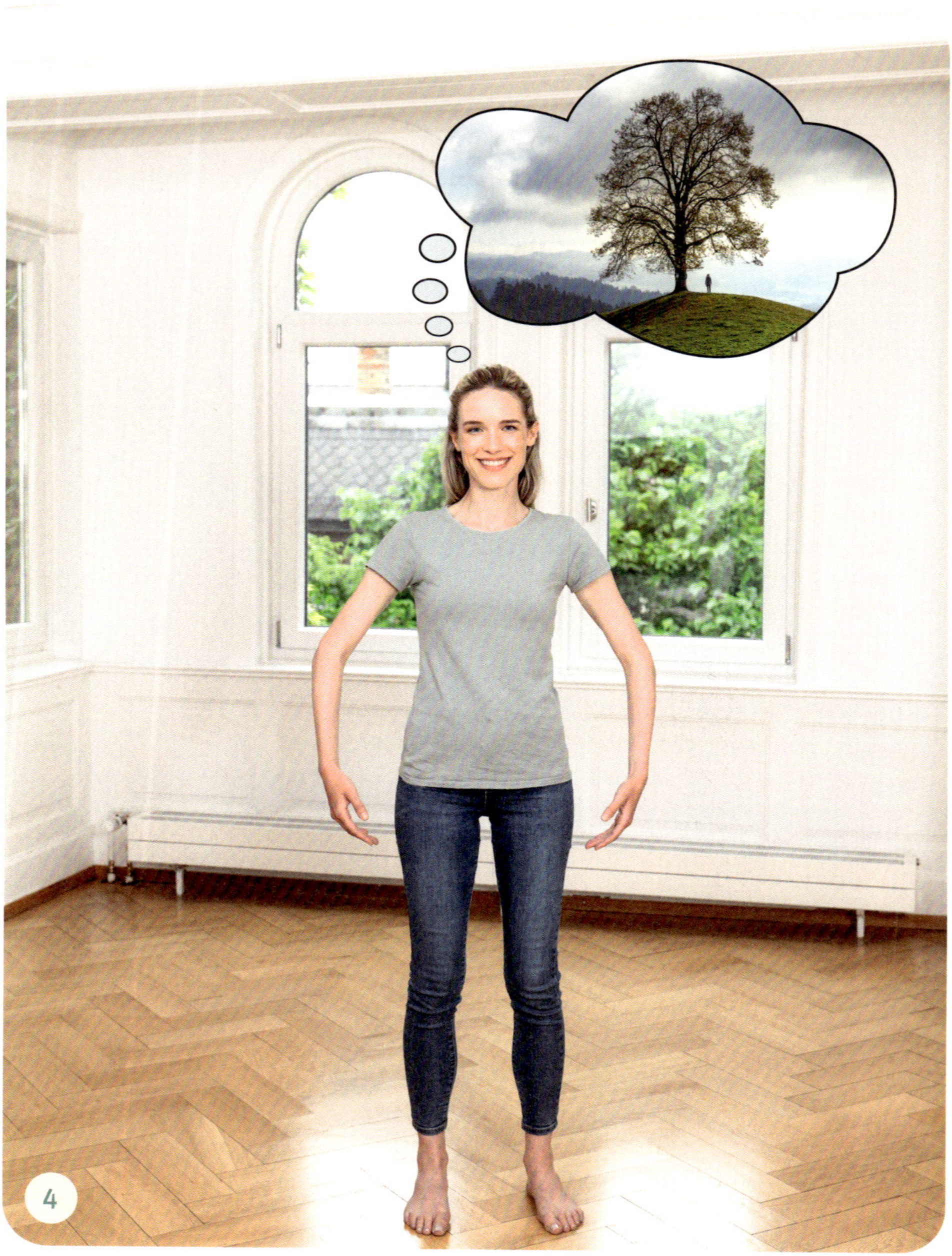
4

keit hingeht und wie viele Gedanken Sie noch im Kopf haben. Wie ist Ihre Stimmung? Fühlen Sie sich geerdeter und entspannter zum Vorwärtsgehen? Wo ist Ihr Blick? Wie fließt Ihre Atmung nun? Vergleichen Sie nun, wie Ihre Füße im Kontakt sind, wie gut spürbar die Aufrichtung über die Knie ins Becken und in den Oberkörper ist.

Variationen Sie können die beiden Dehnungen und das Stehen wie ein Baum auch separat ausführen. Beim Stehen wie ein Baum können Sie noch die Arme dazunehmen: Sie können diese mit den Handflächen zu Ihnen auf Schulterhöhe (die Ellbogen bleiben entspannt) mit den Fingern zueinander aufstellen und sich vorstellen, dass Sie zusätzlich zum Pendeln ein Gummiband zwischen den Fingerspitzen haben. Wenn Sie nach vorne pendeln, spannt sich das Gummiband in der Vorstellung, wenn Sie nach hinten pendeln, entspannt es sich wieder.

Als weitere Variation können Sie sich auch vorstellen, Sie sind 10 Kilometer groß, mit riesigen Füßen und Händen, und stehen im warmen Meerwasser, das Sie leicht nach vorne und zurück schaukelt. Dies hilft zusätzlich bei Selbstzweifeln und Grübeln, um wieder einen Horizont zu sehen und die Angst zu überwinden, dass die Herausforderungen überhandnehmen.

Wirkung Durch die ersten beiden Dehnungsübungen entspannen Sie die Faszien, damit diese wieder elastischer werden und die Beweglichkeit zunehmen kann. Sie fühlen sich dadurch lebendiger. Das Stehen wie ein Baum dient der Schulung, Psyche und Körper auch voneinander getrennt positiv zu beeinflussen, und trainiert die Füße und die Stabilität sowie die Fußgelenke und die Aufrichtung von unten, damit Sie wieder leichtfüßig vorwärts gehen können.

Wichtige Hinweise Achten Sie gut darauf, dass Sie jederzeit im Körper in der vollsten Entspannung sind und in der Vorstellung anspannen und entspannen. So lernen Sie, das Gesundheits-Tandem noch besser zu steuern und beide voneinander zu trennen, damit nicht beide in eine Anspannung kommen und auch separat voneinander funktionieren können.

Im Fokus: Schlafschwierigkeiten

Sicher kennen Sie das: Sie können nicht einschlafen, weil Sie zu viele Gedanken im Kopf haben und nicht abschalten können.

Vielleicht haben wir etwas, das uns beschäftigt, und sind nervös bei dem Gedanken, wie es werden wird, und können deshalb nicht schlafen. Oder wir sind noch so aktiviert von der Arbeit, dass wir im Bett »weiterarbeiten« und lange nicht einschlafen können. Vielleicht haben wir auch zu viel gegessen, erwachen dann in der Nacht und fühlen uns am Morgen erschöpft und müde. Manchmal ist der Schlaf einfach nicht erholsam. Hier hilft es zu akzeptieren, dass man müde ist, und sich etwas Gutes zu tun.

Teufelskreis Schlafschwierigkeiten

Mitunter kann es passieren, dass sich aus einem einmaligen Ereignis mehrere schlaflose Nächte nacheinander entwickeln und sich ein Teufelskreis ergibt: Man kommt am Abend ins Grübeln und kann nicht einschlafen, ist am Morgen müde und hat am nächsten Abend bereits Angst vor dem Zubettgehen und davor, wieder nicht schlafen zu können. Vielfach tauchen dann auch noch Gedanken auf wie »Na toll, es ist bereits zwei Uhr und ich schlafe immer noch nicht! So werde ich das Meeting morgen eh vermasseln! Warum kann ich nicht einfach schlafen wie jeder andere auch? Ich MUSS jetzt einfach schlafen können!«. So entsteht ein großer Druck, Angst und Ärger, der Sympathikus wird aktiviert und man liegt um vier Uhr immer noch wach im Bett und schläft nicht ein. Die Ruhe und Entspannung, die notwendig wären, um in den Schlaf zu kommen, fehlen.

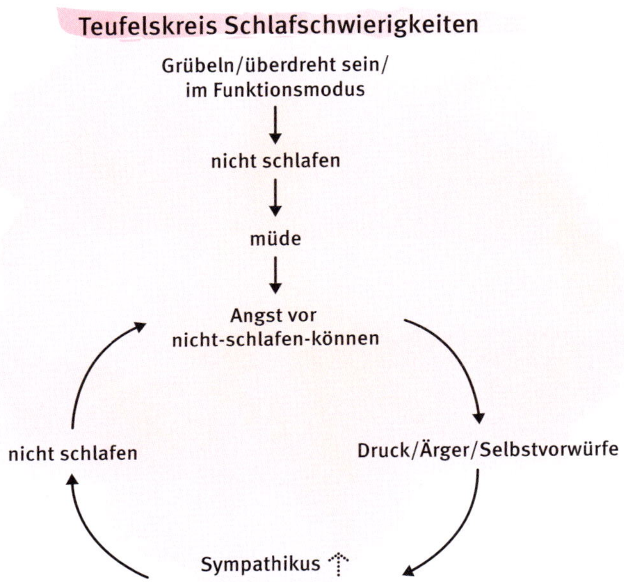

Hintergrundwissen

Schlafstörungen können ein Symptom einiger psychischer Beschwerden wie Depression und Burnout, Angststörungen, Traumata, hier möglicherweise mit Albträumen gekoppelt, sein. Auch Nebenwirkung einer Chemotherapie oder Schmerzen können den Schlaf rauben. Hier helfen die nachfolgenden Feldenkrais-Übungen unterstützend.

Bei primären Schlafstörungen, also alleinigen Schlafstörungen ohne andere Symptome, hat sich ein dreiwöchiges Schlafprogramm sehr bewährt. Bei primären Schlafstörungen stehen Gewohnheiten im Vordergrund, die einen mehr oder weniger bewusst am Schlaf hindern. Hierzu gehört beispielsweise, die Hauptmahlzeit am Abend einzunehmen, bis kurz vor dem Zubettgehen zu arbeiten, noch schnell die Mails checken oder Alkohol als Einschlafhilfe. Durch Stress und schlechte Gewohnheiten entsteht ein schlecht reguliertes Nervensystem. In diesem dreiwöchigen Schlafprogramm geht es darum, das Nervensystem neu zu programmieren und hilfreiche Gewohnheiten für einen guten Schlaf aufzubauen. Dies beginnt bereits tagsüber. Stellen Sie sich vor, dass Sie bereits zehnmal auf »Snooze« beim Wecker gedrückt haben, dann ohne Frühstück zum Bus eilen müssen, um rechtzeitig zur ersten Morgenbesprechung im Büro zu sein.

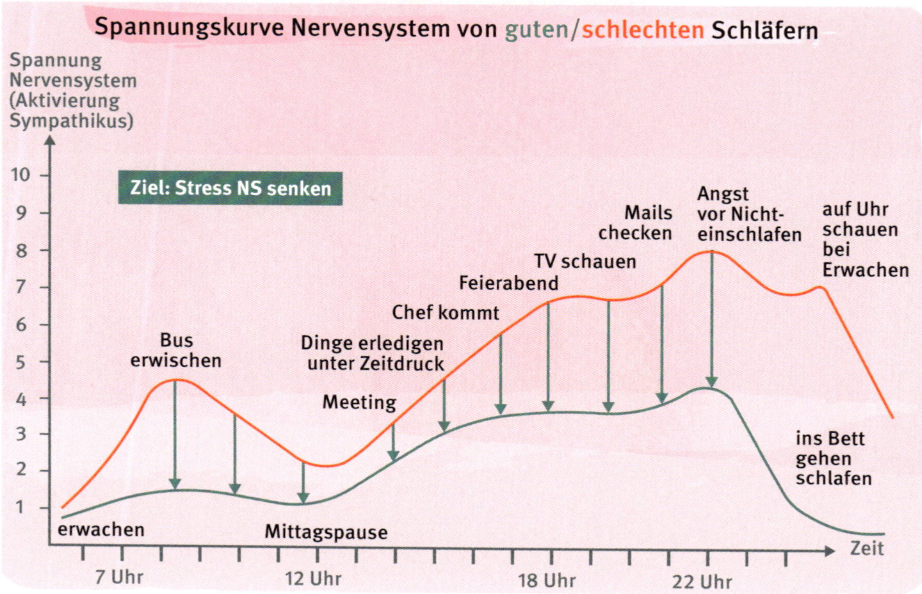

So ein Tagesbeginn ist nicht gerade Entspannung für unser Nervensystem. Kommen dann noch stressige Meetings und Aufträge vom Chef kurz vor Feierabend hinzu und haben Sie nie richtig eine Pause gemacht, so regiert der Sympathikus das Nervensystem. Die Folge davon ist, dass Sie am Abend auf einem sehr hohen Stress- und Anspannungslevel sind und Schwierigkeiten haben, »runterzufahren«, abzuschalten und so in die notwendige Entspannung zu kommen, um einschlafen zu können und sich im Schlaf zu erholen.

Ziel des Schlafprogramms

Ziel ist es, das Anspannungs- und Stressniveau bereits tagsüber immer wieder durch kurze Pausen und Übungen zu senken. So trainieren wir unser Nervensystem, immer wieder in den vorderen Vagus zu kommen und dadurch zu entspannen. Wir können Reize bereits tagsüber verarbeiten und abends besser abschalten. Wir entspannen und erholen uns im Schlaf besser. Für eine erfolgreiche Einführung neuer, hilfreicher Schlafgewohnheiten ist es empfehlenswert, diese »Schlaf-Übungen« mindestens drei Wochen mit drei bis fünf Übungen über den Tag verteilt durchzuführen.

Wichtig ist, dass die Übungen wirklich zuerst nur tagsüber durchgeführt werden und man sie nicht einmalig als »Schlaf-Wunderübung« einsetzen möchte. Zunächst soll die Übung nicht mit der Erwartung und dem Thema Schlaf gekoppelt sein. Denn dabei besteht die Gefahr, dass man sich dauernd innerlich beobachtet, ob die Schlaf-Wirkung nun endlich eintrifft. So aktiviert man den Sympathikus wieder und man schläft erst recht nicht ein. Erkunden Sie den Effekt der Übungen zuerst einmal neugierig tagsüber und spüren Sie die Veränderungen, bevor Sie diese Übung nach etwa zwei Wochen auch abends im Bett praktizieren.

Alltägliche Schlafvorbereitung

Um wirklich müde zu werden und sich auf den Schlaf vorzubereiten, hat sich das Gähnen sehr bewährt. Gähnen Sie herzhaft, auch wenn Sie nicht müde sind, und Sie werden die Wirkung erfahren. Zusätzlich empfehle ich Ihnen die Scheinwerferübung im Kapitel »Aktivierung des Nervus vagus« (Seite 65). Wenn Sie sich dann noch in Zeitlupentempo bewegen, geben Sie Ihrem Gehirn die Information, dass nun Schlafenszeit ist. Sie können das Ganze noch durch eine ruhige Nasenatmung, längeres Ausatmen wie Einatmen und die Vorstellung der »Vitaminbach-Ganzkörperatmung« (Seite 72) unterstützen. Natürlich gehört ein entspannendes Abendritual mit zum Erfolgsrezept.

1–2–3–4-Schlafrhythmus

Besonders bewährt hat sich diese Übung bei Nervosität, Ängsten und Traumata sowie Gedankenkreisen und Grübeln. Entwickelt hat diese Schlaf-Übung meine geschätzte Feldenkrais-Kollegin Christina Petersen auf der Grundlage von Feldenkrais' Esalen Lektion 26.[30]

Ausgangsstellung Setzen Sie sich auf einen Stuhl, die Füße schulterbreit auf dem Boden, die Beine etwa im 90-Grad-Winkel angewinkelt. Der Rücken ist entspannt aufrecht, der Blick geradeaus gerichtet mit offenen oder geschlossenen Augen. Die Arme ruhen in einer entspannten Position auf den Oberschenkeln oder auf den Stuhllehnen. Eventuell können Sie Ihre Ellbogen mit einem Kissen polstern, damit die Schultern und Finger völlig entspannt sein können.

Alternativ können Sie sich auf den Rücken legen: mit aufgestellten Beinen und den Handflächen nach unten neben sich auf dem Boden platziert.

Ausführung

- Nehmen Sie den Kontakt Ihrer Hände mit dem Oberschenkel wahr. Wo berühren die Finger die Oberschenkel? Wie ist Ihre Atmung? Und wie ist Ihre Stimmung?
- Klopfen Sie mit den rechten Fingern auf den Oberschenkel. Heben Sie dazu Ihre Hand an und lassen Sie die Spannung los, sodass die Fingerkuppen durch die Schwerkraft zurück auf den Oberschenkel kommen und ein »plopp« ertönt. Ploppen Sie zuerst einmal, machen Sie dann eine Pause. Dann klopfen Sie zweimal, dreimal und viermal – jedes Mal mit anschließender Pause. Beginnen Sie dann wieder von vorne bei eins. Wiederholen Sie dieses 1–2–3–4-Rhythmusmuster einige Male. ❶
- Machen Sie eine Pause und wechseln Sie dann zur linken Hand und wiederholen Sie den vorherigen Schritt.
- Machen Sie wieder eine kurze Pause. Dann können Sie zum rechten Fuß wechseln: Schauen Sie, wie es für Sie entspannter geht, ob Sie die Ferse anheben und auf den Boden ploppen lassen oder die Übung mit den Zehen machen. »Ploppen« Sie auch zuerst einmal, machen Sie eine Pause. Dann ploppen Sie zweimal, dreimal, dann viermal – jeweils mit einer Pause dazwischen. Dann starten Sie wieder bei eins. Wiederholen Sie auch hier diese Reihenfolge einige Male. ❷
- Wechseln Sie nach einer kurzen Pause auf den linken Fuß und wiederholen Sie das 1–2–3–4-Rhythmusmuster mit links.
- Dann können Sie variieren: beispielsweise beide Hände gleichzeitig im 1–2–3–4-Rhythmus ploppen lassen oder beide Füße. Oder auch eine Hand und einen Fuß. Suchen Sie sich Kombi-

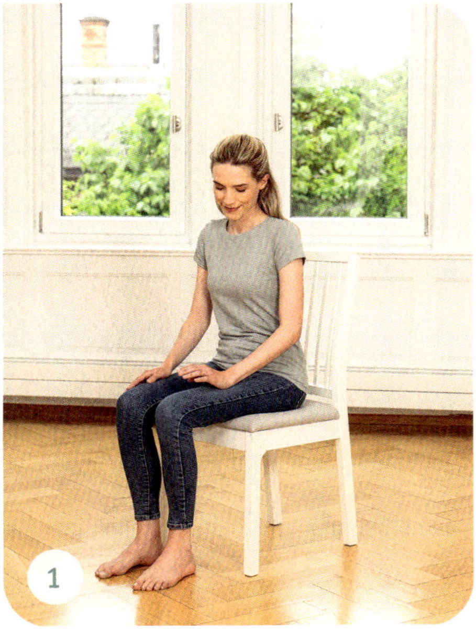

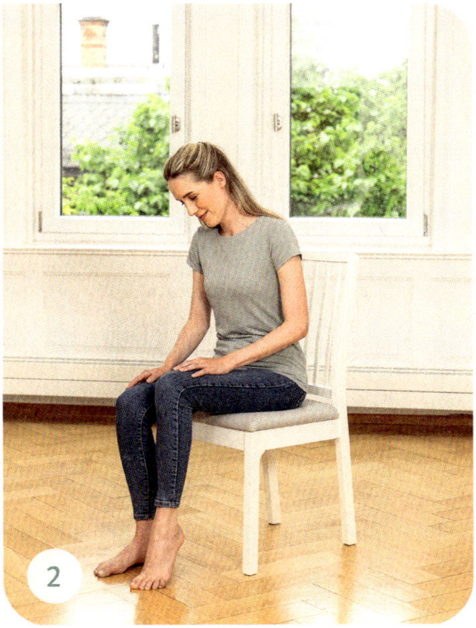

nationen, die für Sie koordinativ gehen, ohne sich zu überfordern oder zu unterfordern.
- Machen Sie danach eine Pause und lassen Sie die Bewegungen nachwirken.

Endposition Wie fließt nun Ihre Atmung? Wie entspannt liegen Ihre Hände und Finger auf? Wie ist Ihre Stimmung jetzt?

Variante Sie können selbst mit allen möglichen Kombinationen kreativ werden:
- rechte Hand und linker Fuß gleichzeitig
- abwechselnd »1« mit der Hand, »2« mit dem Fuß etc.
- mit jedem einzelnen Finger klopfen, entweder 1–4 mit demselben Finger und dann zum nächsten wechseln, oder nach jedem Klopfen zum nächsten Finger wechseln
- abwechselnd die rechte und linke Hand

Ihrer Kreativität sind keine Grenzen gesetzt. Wichtig hierbei ist, dass die Atmung fließt und Sie in einem Maß der Koordination bleiben, bei dem Sie in Gedanken dabeibleiben können, weil es Sie etwas fordert, ohne Sie zu überfordern und in Stress und somit in die Sympathikusaktivierung zu bringen.

Wirkung Sehr bewährt hat sich diese Übung bei einem Gedankenkarussell und intensivem Grübeln. Durch das Zählen und die fokussierte Aufmerksamkeit wird das Gehirn sinnvoll beschäftigt und bleibt im Moment bei der Bewegung. Auch wenn jemand sehr zappelig und nervös oder ängstlich ist, eignet sich die Übung hervorragend. Denn vielfach heißt es: »Jetzt entspann dich und sei nicht so nervös!« Bei dieser Übung hilft die Bewegung in Kombination mit dem Zählen meist, sich zu entspannen. Vielen hilft es, ins Tun zu kommen und in ein entspanntes Handeln durch das Klopfen und Nutzen der Schwerkraft. Vielfach bewirkt es auch eine Lockerung der Finger, Handgelenke und Arme bis zu den Schultern, dem Nacken und dem Kiefer. Sich »fallen lassen«, auf die Erdanziehung vertrauen und den Boden spüren durch das Loslassen und ploppen hilft bei Ängsten und Nervosität, wieder ins Vertrauen zu kommen.

Sogar bei Traumaklienten, die sehr im Außen waren und Mühe hatten, zu sich und in ihren Körper zu kommen, war diese Übung sehr hilfreich. Sie konnten doch etwas tun und so Schritt für Schritt zum eigenen Körper zurückkehren.

Hilfreiche Tipps Für manche ist es entspannender, diese Übung im Sitzen durchzuführen. Vor allem, wenn Traumata und Angst vor Kontrollverlust im Vordergrund stehen, kann das Sicherheitsgefühl im Sitzen besser als im Liegen gewahrt werden. Beim Sitzen wie im Liegen ist es wichtig, bei den Füßen auszuprobieren, ob es entspannter ist, die Ferse oder die Fußspitze anzuheben und zu »ploppen«. Außerdem gilt es, den Schwierigkeitsgrad gut anzupassen, damit die Kombination weder unter- noch überfordert. Dies kann von Mal zu Mal völlig unterschiedlich sein.

Schultern und Becken verbinden

Sind Sie Seitenschläfer und können Sie sich in Seitlage am besten entspannen, könnte dies Ihre Lieblingsübung werden. Sie wirkt schlaffördernd und hilft, Kopf, Schultern und Becken miteinander zu verbinden. Diese Übung durfte ich ebenfalls dank meiner Feldenkrais-Kollegin Christina Petersen kennenlernen; sie hat sie in Anlehnung an die San Francisco Evening Class Lektion 10 von Mia Segal entwickelt.

Ausgangsstellung Legen Sie sich auf die Seite, die Beine bequem angewinkelt und die Arme in einer für Sie bequemen Lage. Machen Sie viele Pausen, damit die Atmung fließen kann. Die Pausen gehören ebenso zur Übung wie die Bewegungen. Das Nervensystem braucht Zeit, um die Impulse einzuordnen, und dies geht nur über die Pausen. Nehmen Sie den Kontakt auf der Seite zum Boden wahr. Wo berühren Beine, Becken, Rumpf, Oberarm und Schultern sowie Kopf den Boden? Wie fließt Ihre Atmung? Was verändert sich am Bodenkontakt, wenn Sie ein- und ausatmen? ❶

Ausführung

- Richten Sie Ihre Aufmerksamkeit auf die oben liegende Schulter. Bewegen Sie diese sechs Mal nach vorne und zur Mitte zurück. Die Atmung fließt dabei.
- Bewegen Sie die oben liegende Schulter danach sechs Mal nach hinten und zur Mitte zurück.
- Verbinden Sie die beiden Richtungen und bewegen Sie die oben liegende Schulter sechs Mal nach vorne und hinten.
- Bringen Sie nun die oben liegende Schulter sechs Mal nach oben in Richtung Ohr und zur Mitte zurück. ❷
- Dann sechs Mal nach unten in Richtung Füße und zur Mitte zurück.
- Verbinden Sie die Bewegung nach oben und unten und bewegen Sie die oben liegende Schulter sechs Mal nach oben und unten.
- Kreisen Sie danach die Schulter in die eine und andere Richtung. Machen Sie danach eine Pause. Wie fließt der Atem nun? Wie hat sich der Bodenkontakt verändert? ❸
- Gehen Sie nun mit Ihrer Aufmerksamkeit zur Hüfte. Bewegen Sie die oben liegende Hüfte sechs Mal nach vorne und zur Mitte zurück.
- Dann bewegen Sie die oben liegende Hüfte sechs Mal nach hinten und zur Mitte zurück.
- Verbinden Sie nun die Bewegung und bewegen Sie die Hüfte sechs Mal nach vorne und hinten.
- Danach bewegen Sie die oben liegende Hüfte sechs Mal nach oben in Richtung Schulter und zurück zur Mitte.
- Weitere sechs Male bewegen Sie die oben liegende Hüfte nach unten, also fußwärts, und zur Mitte zurück.

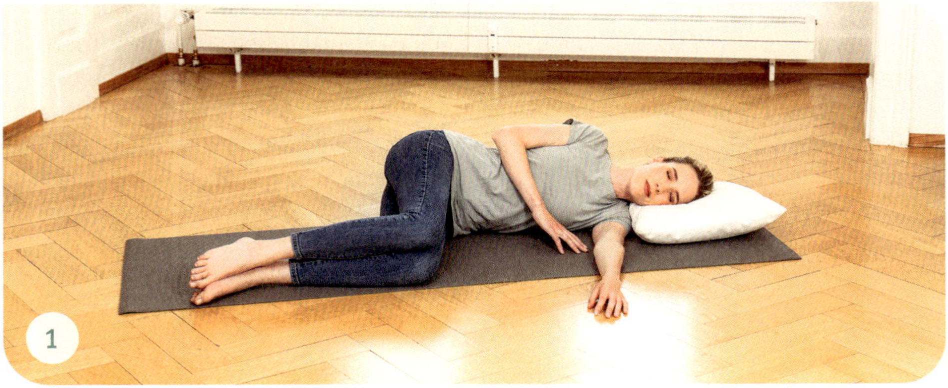
1

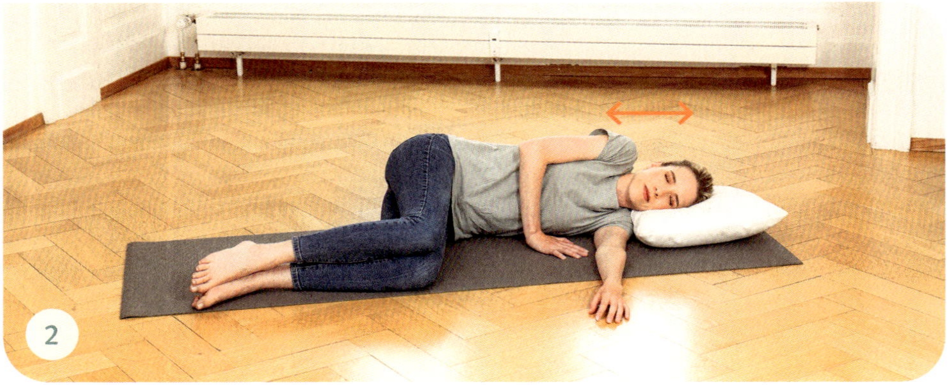
2

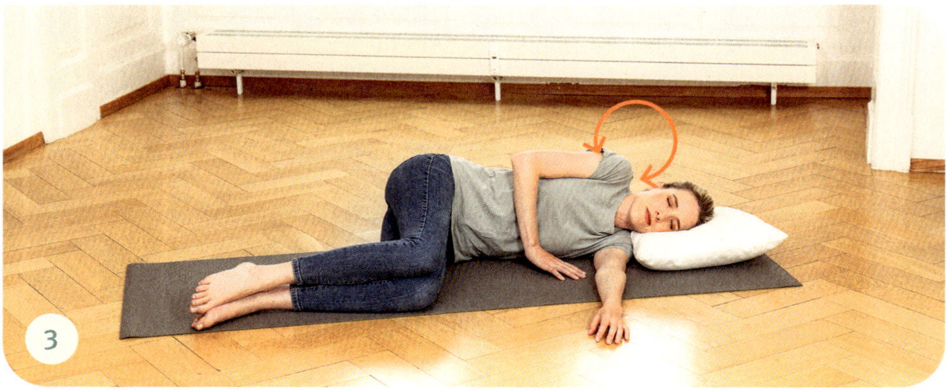
3

- Verbinden Sie dann die beiden Richtungen und bewegen Sie die oben liegende Hüfte sechs Mal nach oben und unten.
- Kreisen Sie danach die Hüfte sechs Mal in die eine, dann in die andere Richtung.
- Machen Sie eine Pause und spüren Sie nach, wie viel Bodenkontakt Sie nun haben und wie Ihre Atmung fließt.
- Bewegen Sie Schulter und Hüfte nun gleichzeitig sechs Mal nach vorne und hinten.
- Danach gegengleich: Wenn die Schulter nach vorne geht, geht die Hüfte nach hinten und umgekehrt.
- Sie können danach beginnen, mit der Idee zu spielen und weitere Kombinationen auszuprobieren. Beispielsweise Schultern und Hüfte miteinander oder gegengleich sechs Mal bewegen. Machen Sie immer wieder Pausen und spüren Sie nach, wie sich Ihre Ruhe ausbreitet und die Schlafbereitschaft wächst.

Endposition Wie fließt Ihre Atmung? Wie viel Bodenkontakt haben Sie nun? Wie verbunden fühlen Sie sich durch Ihren Körper?

Variante Als Variante legen Sie sich bitte mit ausgestreckten Beinen auf den Rücken. Beginnen Sie, sechs Mal die Ferse vom rechten Fuß zu verlängern, danach sechs Mal die Ferse in Richtung Hüfte nach oben zu verkürzen. Dann dasselbe mit dem linken Fuß. Sie können dann weiter variieren und beide gleichzeitig oder gegengleich verlängern und verkürzen. Bleiben Sie auch hier bei ganz kleinen Bewegungen und lassen Sie den Atem fließen.

Wirkung Die Rippen werden mitbewegt und das Zwerchfell kann sich dabei lösen – die Atmung wird freier. Für viele Menschen ist die Übung durch die klare und vorhersehbare Reihenfolge und die gleichbleibenden Wiederholungen sicherheitsvermittelnd. Sie wirkt verbindend zwischen oben und unten beziehungsweise rechts und links und hilft, wieder mehr zu sich ins Zentrum zu kommen und sich als Ganzes zu spüren. Dies fördert das Vertrauen und die Sicherheit und begünstigt das Loslassen und Einschlafen können.

Weiter hat sich die Übung auch bei Spannungen im Beckenboden sowie im Schultergürtelbereich und im Nacken bewährt. Der Kopf kann danach wieder entspannter aufrecht auf der Wirbelsäule getragen werden.

Die Fersenvariation ist auch hilfreich bei Nervosität und um die Hüftgelenke klarer zu spüren sowie die Beckenbodenmuskulatur zu entspannen. Vor allem die ganz kleinen Bewegungen helfen, sich zu beruhigen und einschlafen zu können.

Im Fokus: Angst

Angst ist eine natürliche und überlebenswichtige Emotion. Stellen wir uns nur vor, unsere Vorfahren hätten den Säbelzahntiger streicheln wollen.

Wenn die Angst aber überhandnimmt und unser Gesundheits-Tandem dadurch dauernd aus dem Gleichgewicht gebracht wird, gilt es, zu handeln.

Angst auf dem Gesundheits-Tandem

Wenn die Psyche vor Schreck einen Schlenker macht, weil sie die Vorstellung hatte, dass im heimischen Wald ein Ast eine Schlange sein könnte oder ein gefährliches Tier hinter einem Busch hervorspringen könnte, dann fällt es dem Körper schwer, nicht auch in Panik zu verfallen. Er reagiert mit Herzrasen, Kurzatmigkeit, Druck auf der Brust, Schwitzen und kalten Händen und Füßen, Schwindel und Muskelverspannungen sowie Schlaflosigkeit.

Umgekehrt kann es aber auch passieren, dass der Körper der Psyche mitteilt, dass er schon wieder Mühe mit der Atmung, Muskelverspannungen und kalte Hände und Füße hat, und die Psyche sich vorstellt, was dem Körper alles fehlen könnte. Dann wird die gemeinsame Fahrt infrage gestellt und voller Sorge und Angst widmet man sich dem Körper und sieht nicht den Stein vor sich und stürzt vom Rad.

Verschiedene Ängste

Angst kann sich in verschiedenen Situationen zeigen: bei Stress und Angst vor Versagen, Angst vor falschen Entscheidungen oder davor, einen Fehler zu machen, nicht gut genug zu sein, negativ aufzufallen oder sich zu blamieren. Die Angst kann sich aber auch auf alle möglichen Dinge oder Tiere beziehen wie Angst vor Menschenmengen, vor Höhe, Spinnen oder Spritzen. Manchmal hat man auch Angst, was alles passieren könnte: beispielsweise dass der Mann mit dem Auto verunglücken könnte, die Kinder auf dem Schulweg angefahren werden, man selbst an einer tödlichen Krankheit leiden könnte, ohne es zu wissen, der Schwester die Stelle ohne Grund gekündigt werden könnte.

Wie sich Angst körperlich manifestiert

Angstvorstellungen manifestieren sich im Körper. Die Atmung wird sehr oberflächlich, unregelmäßig oder schnell und die Bauchmuskulatur ist angespannt. Die Schultern werden hochgezogen, um die Organe und die Halsschlagader vor möglichen Angriffen zu schützen. Der Blick wird starr, häufig erstarren auch das Gesicht und der Körper. Dann befinden wir uns nicht mehr im Kampf-oder-Flucht-Modus (Sympathikus), sondern im hinteren Vagus-Ast. Bei sehr starker Angst, die wir nicht mehr aktiv bewältigen können, wechseln wir in den Totstellreflex. In diesem Modus tauchen teils auch Dissoziationen auf.

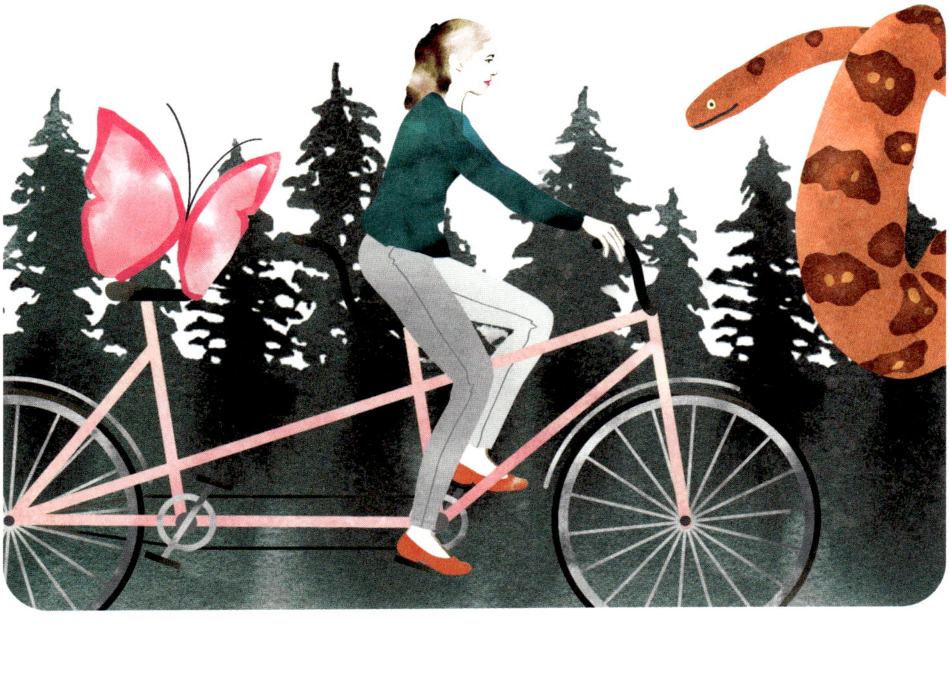

Dissoziieren – was ist das?

Manchmal dissoziieren wir bei starker Angst. Dies bedeutet, dass wir unseren Körper nicht mehr wahrnehmen, dadurch auch Schmerzen nicht mehr spüren. Dies ist eine Schutzreaktion, um schmerzhafte und stark angstbesetzte Ereignisse abzuspalten. Wir können uns das vorstellen wie ein Computervirus, der in Quarantäne gesetzt wird. Er ist trotzdem noch auf dem Computer, aber er wird vom Rest abgespalten, um den gesamten Computer vor einer weiteren Schädigung zu schützen. Das Dissoziieren kennen wir alle in einem gewissen Ausmaß: Wenn wir beispielsweise in einer langweiligen Sitzung sind und in Gedanken an den wunderschönen Urlaubsort zurückgehen, dann dissoziieren wir bewusst. Bei Angst ist dies ein unbewusster Prozess und häufig auch ein Symptom einer posttraumatischen Belastungsstörung.

Was tun bei Ängsten?

Durch Ängste ist das Gefühl von Sicherheit, Geborgenheit und Schutz bedroht oder gar weg. Bereits Babys haben das Bedürfnis nach Sicherheit, um ein Urvertrauen aufzubauen – erst dann sind sie bereit, auf Entdeckungsreise zu gehen und neue Dinge zu lernen.

Manche Menschen versuchen, den Verlust der Sicherheit durch eine verstärkte Kontrolle und Perfektionismus zu kompensieren. Wir versuchen, Angst mit allen möglichen Mitteln zu vermeiden und ihr auszuweichen. Eine Strategie kann auch sein, Gefühle auszuschalten oder durch ein Funktionieren im Roboterstil nicht mehr wahrzunehmen, wie es uns gerade geht. Kontrollieren, Perfektionismus und Funktionieren sind aber langfristig keine gesunden Strategien. Was hilft?

- Wir können bei unseren Vorstellungen intervenieren und Angst machende Gedanken und Bilder wieder in den richtigen Kontext bringen. Sie erinnern sich an »Glaub nicht alles, was du denkst« (Seite 40)?! Auch mit einer Vertrauensperson zusammen zu sein hilft, den vorderen Vagus wieder zu aktivieren und uns aus Angstspiralen zu befreien.
- Körperlich können wir am starren Tunnelblick ansetzen mit der »Aktivierung des Nervus vagus« (Seite 65) und die Augen strahlen lassen.
- Bei körperlichem und emotionalem Kältegefühl hat sich ein warmes Getränk in den Händen oder eine Bettflasche an den Füßen sehr bewährt. Eine Klientin kam regelmäßig mit einem warmen Tee in die Stunde, was sie sehr beruhigte und ihr half, sich zu öffnen – trotz ihrer Ängste vor Kontrollverlust.
- Um die Atmung aus dem Angstmuster zu befreien, sind doppelt so langes Ausatmen wie Einatmen und Nasenatmung sehr hilfreich. Auch die Hände auf den Bauch legen und in den Unterbauch atmen hilft, Ängste wieder loszulassen. Lesen Sie hierzu noch einmal

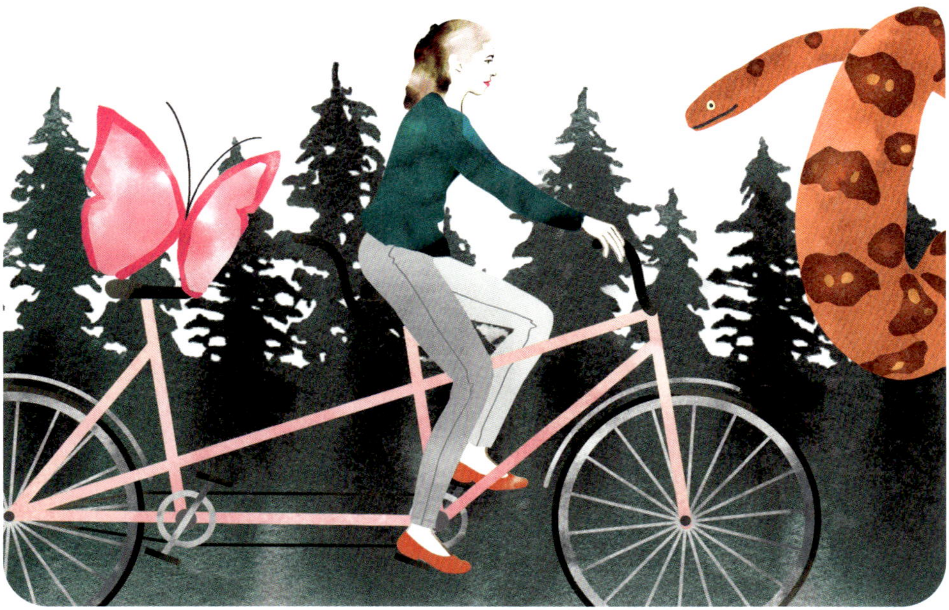

im Kapitel »Atmung: Körper und Psyche verbinden« (Seite 59).

- Bei Handlungsunfähigkeit und Erstarrungstendenz können Sie sich mit der Übung »Einfach sein und sich sicher fühlen« (Seite 148) erden, die ich im Kapitel Burnout/Depression vorgestellt habe.
- Bei Dissoziationen und dem Wegdriften haben sich Gleichgewichtsübungen sehr bewährt. Beispielsweise (an einem sicheren Ort!) auf einem Bein stehen, die Augen schließen oder weiter auf die Zehenspitzen gehen. Denn wenn wir uns aus der Balance bringen, aktivieren wir den Gleichgewichtssinn und kommen wieder ins Hier und Jetzt zurück.

Die nachfolgenden beiden Übungen unterstützen uns ebenfalls, Ängste loszulassen. Die erste Übung hilft uns beim Zentrieren und Ängsteloslassen durch die Atmung und durch die Arbeit mit der Mitte sowie durch Lockerung der angespannten Bauchmuskulatur. Die zweite Übung bringt bei einer Erstarrung wieder Bewegung und vermittelt Sicherheit und erdet. Durch die Bewegung der Finger und Hände kommen wir wieder in die »Hand-lung« und aktivieren unser Bedürfnis nach Sicherheit, Geborgenheit und Selbstwirksamkeit.

Zentrieren und loslassen

Für diese Übung brauchen Sie eine harte Rolle, auf die Sie sich vom Kopf bis zum Becken legen können. Alternativ gehen auch zwei bis drei große Badetücher, die Sie in Längsrichtung als weiche Rolle ineinanderrollen. Wenn Sie eine harte Rolle wie eine Faszienrolle nehmen, ist dies herausfordernder, als wenn Sie die Übung mit zusammengerollten Badetüchern durchführen. Passen Sie für sich das Level der Schwierigkeit an. Wichtig ist, dass Sie ein klein wenig rollen können und diese Rolle groß genug ist, dass sie nicht direkt auf die Wirbelsäule drückt.

Ausgangsstellung Legen Sie sich auf den Rücken und nehmen Sie wahr, wo Sie überall Bodenkontakt haben. Welchen Bereich würden Sie zurzeit als »Ihr Zentrum« bezeichnen? Wo ist Ihre Mittellinie, gedacht vom Scheitelpunkt bis zwischen Ihre Füße? Wo spüren Sie die Atembewegungen beim Ein- und Ausatmen? Wie viel Platz haben Sie im Bauchbereich und wie schnell ist die Atmung? Wie weit sind die Schulterblätter von der Wirbelsäule entfernt und wo haben sie Bodenkontakt? Wie gut spüren Sie den Bodenkontakt mit den Füßen, wenn Sie diese aufstellen?

Ausführung

- Legen Sie sich auf die Rolle, sodass Sie vom Kopf bis zum Gesäß auf der Rolle liegen – die Beine sind aufgestellt. Legen Sie die Hände neben Ihren Körper oder die Ellbogen in Bodenkontakt und die Hände auf den Bauch, was sich angenehmer und sicherer anfühlt. Stellen Sie sich vor, dass Sie mit jedem verlängerten Ausatmen durch die Nase noch etwas mehr in Richtung Boden sinken. Die Füße stehen fest auf dem Boden und verwurzeln sich mit jedem Ausatmen noch mehr im Boden. Vielleicht sind Sie aber auch gerne an einem Strand und stellen sich lieber vor, dass Sie Ihre Füße im warmen Sand eingraben und Sie durch das Versinken im Sand angenehm Halt bekommen. ❶
- Beginnen Sie nun ganz langsam, einen Fuß etwas mehr in den Boden zu drücken. So rollen Sie ganz leicht auf die andere Seite. Wie gleichen Sie dieses Rollen aus? Was machen der Schultergürtel und der Kopf? Bewegen sie sich in die Gegenrichtung zum Becken, um die Balance zu halten und wieder in die Mitte zu kommen? Den Kiefer können Sie einmal anspannen und die Atmung anhalten, danach lösen und die Atmung fließen lassen. Wie geht es leichter, das Gleichgewicht zu halten? Wenn der Fuß in den Boden drückt und das Becken über die Rolle rollt, sollte der Kopf sich zum Ausbalancieren in die Gegenrichtung bewegen.
- Machen Sie eine kurze Pause auf der Rolle und sinken Sie bei jedem Ausatmen mit Schulterblättern, Armen und Rücken nochmals etwas tiefer in Richtung Boden. Heben Sie danach einmal einen Fuß vom Boden, dann den ande-

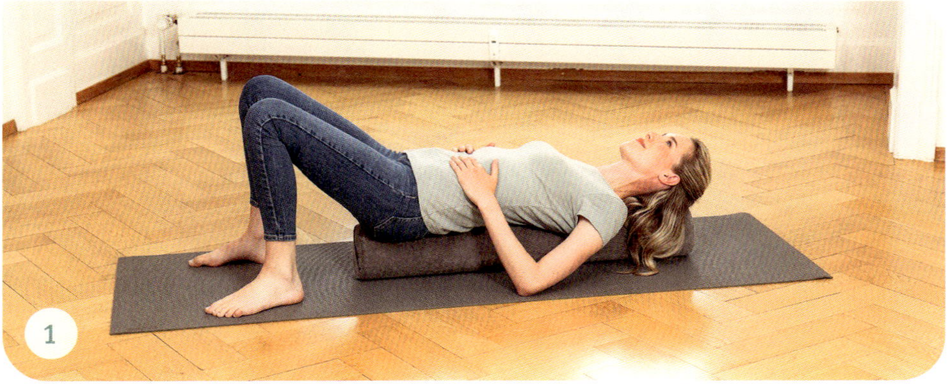
1

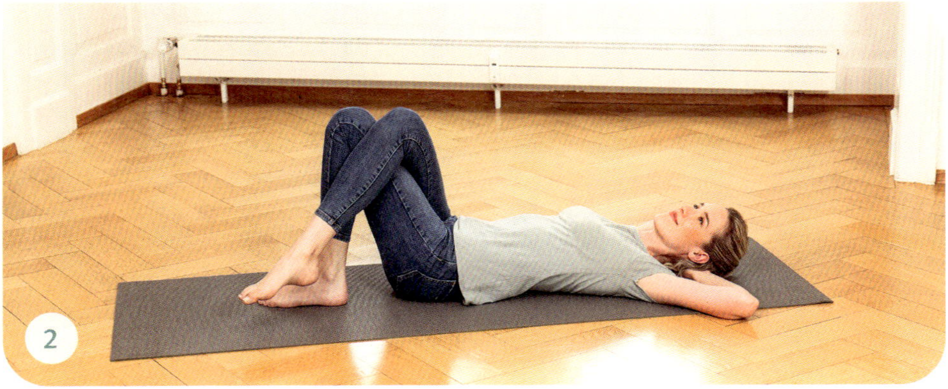
2

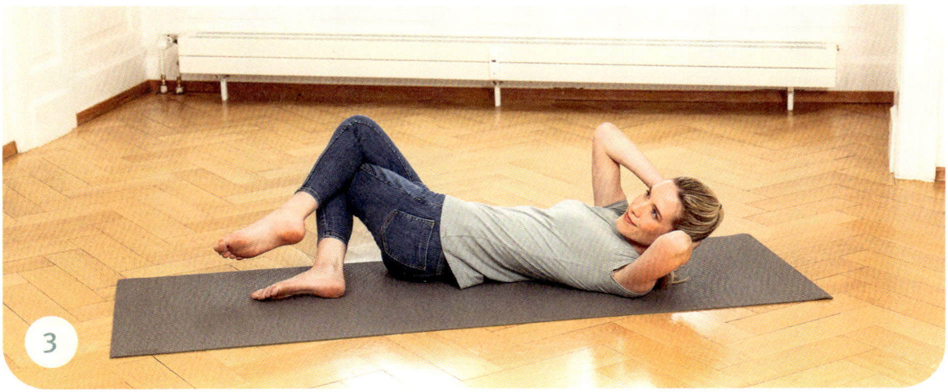
3

ren. Wie gleichen Sie dies auf der Rolle aus? Dann gleiten Sie von der Rolle und nehmen wahr, wie jetzt Ihr Bodenkontakt ist. Wie ist Ihre Mittellinie nun spürbar? Haben Sie vielleicht sogar das Gefühl, dass der Boden eine Delle hat, in der Sie liegen?

- Schlagen Sie nun das rechte Bein über das linke, sodass die rechte Kniekehle auf dem linken Oberschenkel ruht und der rechte Fuß entspannt herunterhängt. Falten Sie die Finger und bringen Sie diese hinter Ihren Hinterkopf. Spüren Sie den Raum in den seitlichen Rippen, der sich dadurch ergibt, und atmen Sie bewusst in den Rücken und die Seiten sowie den Bauch ein und aus. ❷
- Bringen Sie die Ellbogen deckenwärts und heben Sie den Kopf leicht vom Boden ab. Die Atmung fließt weiter entspannt. Bewegen Sie gleichzeitig Ihre Knie nach rechts und atmen Sie bewusst in die linke Rumpfseite mitsamt dem Bauch. Wenn es angenehm ist, dann atmen Sie einige Male langsam ein und verlängert aus und kommen Sie dann wieder zurück zur Mitte, legen Sie den Kopf ab und wiederholen Sie dieselbe Bewegung einige Male. Machen Sie danach eine Pause. ❸
- Wiederholen Sie den letzten Schritt, schlagen Sie dabei das linke Bein über das rechte und falten Sie auch Ihre Hände in der ungewohnten Weise und bringen Sie sie hinter den Kopf.

Endposition Machen Sie eine Pause und nehmen Sie wahr, wie sich der Bodenkontakt Ihrer Rückseite nun verändert hat. Wie viel Raum haben Sie zum Atmen? Wie ist Ihr Atemtempo nun? Wie fühlt sich Ihre Mittellinie an und in welchem Bereich ist Ihr Zentrum nun? Wie weit sind die Schulterblätter nun von der Wirbelsäule entfernt und wie viel Bodenkontakt haben sie? Genießen Sie die zentrierte Ruhe und Gelassenheit durch die freie Atmung und den gelösten Bauch!

Wirkung Der ungewohnte Verlust des Gleichgewichts durch das Liegen auf der Rolle hilft, sich einer neuen Herausforderung zu stellen und durch die Dysbalance wieder in die Mitte zu kommen. Durch das Angstmuster ist die Atmung meist oberflächlich und die Bauchmuskulatur ist zusammengezogen. Durch die überkreuzten Beine und das Anheben des Kopfes werden die unterschiedlichen Bauchmuskeln noch mehr verkürzt und können dadurch besser loslassen und sich ausdehnen, was ein freieres Zwerchfell und eine freiere Atmung begünstigt. Die Vorstellung der stabilen Füße erdet zusätzlich und gibt Sicherheit durch das Spüren der verlässlichen Schwerkraft und des Bodens. Die verlängerte Ausatmung dient als »Vagusbremse«, um vom Sympathikus wieder in den vorderen Vagus zu kommen. Wir zentrieren uns durch diese Übung und ersetzen das im Körper und im Nervensystem gespeicherte Angstmuster durch Loslassen und Neuausrichten auf die Mitte und das Zentrum.

Finger in Kontakt bringen

Sind Sie auf der Suche nach einer Übung, die Sie relativ unauffällig bei Nervosität oder Angst und Stress im Alltag durchführen können und die Ihnen wieder zu Sicherheit und Vertrauen verhilft? Dann starten Sie gleich mit dieser Übung!

Ausgangsstellung Sie können diese Übung im Sitzen oder in Rückenlage durchführen. Nehmen Sie wahr, wie sich Ihre Finger und Hände gerade anfühlen. Was haben Sie für ein inneres Bild von Ihren Händen? Wie groß sind Ihre Hände? Wie voluminös? Sind sie warm oder kalt? Wie nehmen Sie Ihre Arme, Ihre Schultern, Ihren Nacken, Ihren Kiefer und Ihr Gesicht wahr? Wo und wie fließend ist Ihre Atmung spürbar? Entscheiden Sie sich für eine Seite und bleiben Sie für den ersten Durchgang bei derselben Seite für den maximalen Effekt.

Ausführung

- Gehen Sie mit Ihrer Aufmerksamkeit zu Ihren Fingerspitzen. Drücken Sie mit einem leichten, allmählichen Druck die Fingerspitzen auf den Boden und lassen Sie sie allmählich wieder los. Wiederholen Sie dies einige Male und machen Sie dann eine Pause. Wie fühlt sich die rechte Hand im Vergleich zur linken an?
- Bringen Sie die Fingerbeeren beider Hände zueinander und drücken Sie leicht die Fingerspitzen gegeneinander, lassen Sie dann allmählich wieder los. Dann machen Sie eine Pause und spüren nach. Wie verändert sich das innere Bild Ihrer Hände? Wie fließt die Atmung? ❶
- Umfassen Sie nun den Daumen der Hand, die Sie zuerst gewählt haben, mit der anderen Hand und drücken Sie diesen sanft und allmählich. Lassen Sie den Druck sanft und allmählich wieder los. Wie fühlt sich der Daumen nun an? Umfassen Sie auch die restlichen Finger einen nach dem anderen mit der anderen Hand und machen Sie danach nochmals eine Pause. ❷
- Bleiben Sie bei der zuerst gewählten Seite und legen Sie die Hände neben den Körper. Drücken Sie nochmals sanft Ihre Fingerspitzen auf den Boden und lassen Sie allmählich los. Wie fühlt es sich an im Vergleich zum Beginn?
- Bringen Sie nun die Finger zueinander, während Sie sie über den Boden gleiten lassen und den Daumen und die restlichen Finger zusammenbringen. Vielleicht hilft Ihnen die Vorstellung eines Tintenfischs im Wasser bei dieser Bewegung. ❸
- Kippen Sie abwechselnd die Hände mit der Handfläche nach unten in Richtung Daumen und kleiner Finger. Wie weit ist die Bewegung spürbar? Bleiben Sie im kaum sichtbaren Bereich mit der Bewegung! ❹

Endposition Wie fühlen sich die Fingerkuppen und Hände nun an, wenn Sie erneut mit der ausgewählten Hand einen leichten Druck auf den Boden ausüben und wieder loslassen? Wo ist Ihre Aufmerksamkeit? Wie hat sich das innere Bild von Händen, Armen, Schultern, Nacken, Kiefer und Gesicht verändert? Wie haben sich die Größe, das Volumen und die Temperatur verändert? Wie fließt Ihre Atmung jetzt?

Variante Sie können auch eine der vorgeschlagenen Fingerübungen in den Alltag einbauen, beispielsweise einen Finger mit der anderen Hand halten und sanft drücken und wieder loslassen oder die Fingerkuppen auf den Tisch drücken und wieder loslassen. Auch die Fingerbeeren aneinanderzudrücken, ist eine gute Entspannungshilfe und im Alltag relativ unauffällig ausführbar.

Wie fühlt es sich an, wenn Sie die Übungen hinter dem Rücken ausführen?

Sitzend können Sie zusätzlich die wichtige Verbindung zum Becken mit den Fingerübungen stärken, indem Sie die Fingerübungen mit dem Gewicht auf einer Seite des Gesäßes ausführen, dann das Gewicht auf die andere Seite verlagern oder vorwärts- und zurückschaukeln oder zu den Handbewegungen kleine Kreise mit dem Becken machen.

Wirkung Bei Ängsten und Nervosität hat sich diese Übung bestens bewährt. Da die Hände im Gehirn stark repräsentiert sind, wirken Übungen über die Finger und Hände sehr gut auf das gesamte Nervensystem.

Wenn Sie ein paar Mal den Effekt in einem ruhigen Moment gespürt haben, können Sie die Übung auch im Alltag relativ unauffällig anwenden, um Ihr Nervensystem wieder zu beruhigen und sich mehr zu spüren. Das sanfte Fingerdrücken löst Spannungen im Schulter- und Nackenbereich bis zum Kiefer. Auch wenn sich jemand unsicher fühlt und sich »festhalten« möchte, kann er sich an sich selbst festhalten, was sehr erdet. Diese Übung ist hilfreich, um sich selbst beizustehen und sich Sicherheit und Vertrauen zu vermitteln. Dadurch entsteht wieder ein Vertrauen zu sich selbst. Die Erstarrung, die durch Angst und Kontrollverlust ausgelöst wurde, löst sich wieder.

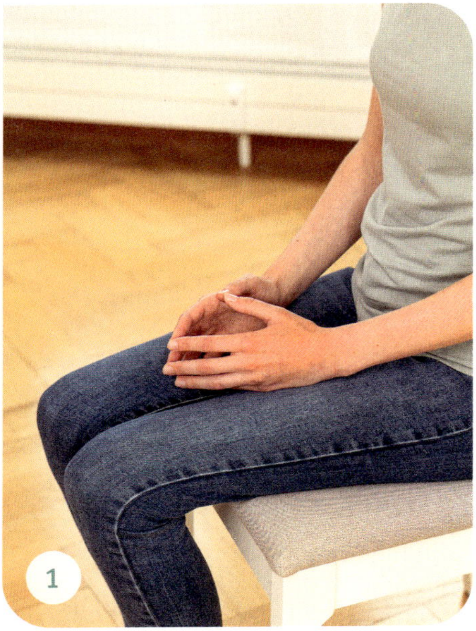
1

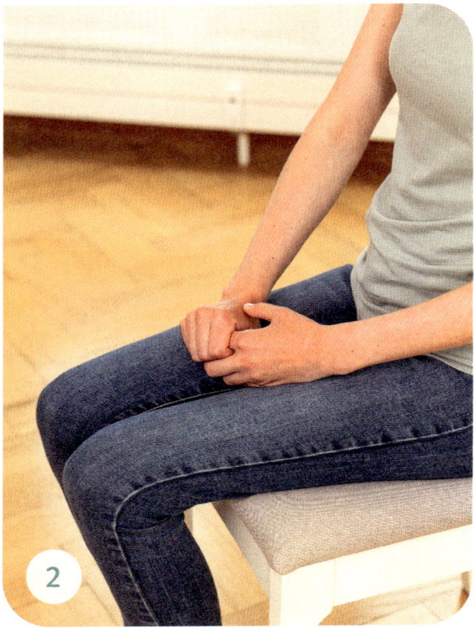
2

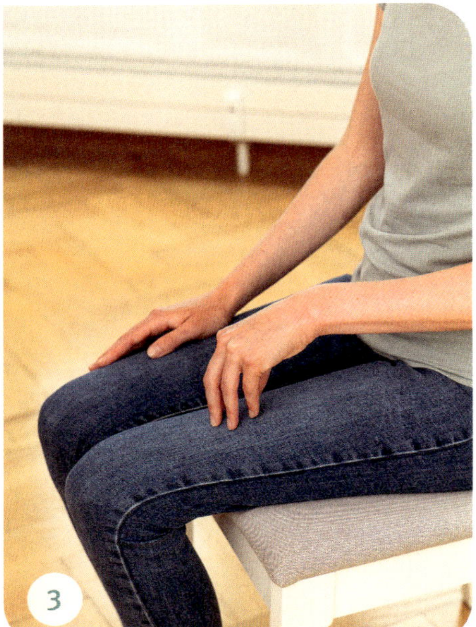
3

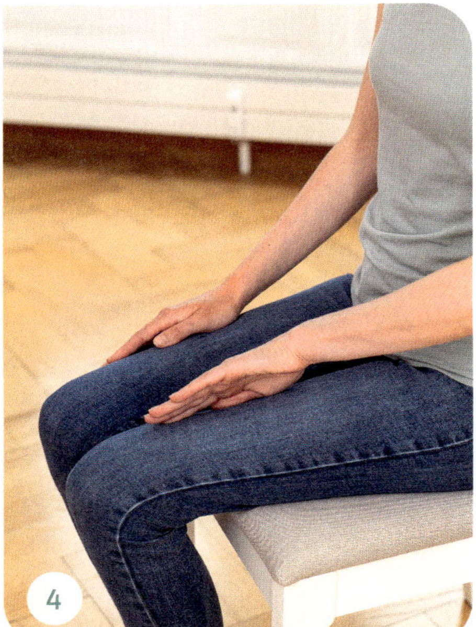
4

Ich bin einzigartig und mein bester Coach!

Es gibt kein »richtiges« Spüren und DEN richtigen Effekt – jeder Mensch erlebt Bewegungen unterschiedlich, so wie jeder einzigartig ist!

Sie sind Ihr Coach für Ihr eigenes, einzigartiges Gesundheits-Tandem und haben durch dieses Buch einen großartigen Prozess angestoßen und durchlaufen. Herzlichen Glückwunsch!

So coachen Sie Ihr Gesundheits-Tandem weiter

Da nichts konstant ist und alles in stetiger Wandlung und Veränderung, werden auch Sie sich laufend verändern und können dabei entscheiden, ob Sie weiterhin einen inspirierenden Weg mit Ihrem Gesundheits-Tandem gehen möchten. Wenn ja, dann möchte ich Sie ermutigen, weiterhin mit diesen ganzheitlichen Bewegungen zu experimentieren. Sie werden feststellen, dass Sie auf Ihrem Weg diese ganzheitlichen Bewegungen immer wieder neu entdecken werden und sich immer mehr als »Ganzes« fühlen werden – in Ihrer ganz eigenen Empfindung und nach Ihrer eigenen Definition natürlich.

Lassen Sie die ganzheitlichen Bewegungen und den Feldenkrais-Ansatz als Philosophie in Ihren Alltag einfließen und tun Sie so Ihrer Seele ganz viel Gutes!

Ritualisieren Sie Fragestellungen wie: Wie geht's mir gerade? Wie sitze/stehe/gehe ich gerade? Ist das angenehm und fühlt es sich gut an? Wenn nein: Was brauche ich gerade? Was tut mir/meiner Seele jetzt gerade gut? Vielleicht Bewegung? Ruhe? Lockern? Strecken? Gähnen? Kleine Pausen (auch im Kopf)?

Platz- oder Haltungswechsel? Eine kurze Übung?

Dadurch werden Sie als Coach immer mehr eigene Zusammenhänge auf körperlicher und psychischer Seite kennenlernen, die persönlichen Zeichen Ihres Gesundheits-Tandems deuten lernen und neue Möglichkeiten kreieren, die wiederum zu hilfreichen Gewohnheiten werden. Seien Sie neugierig und freuen Sie sich darauf, Ihr Gesundheits-Tandem auf seiner Abenteuerreise zu begleiten und eine wunderbare Zeit zusammen zu verbringen.

Lust auf mehr?

Ich wünsche Ihnen von ganzem Herzen, dass Sie auf der Reise mit Ihrem Gesundheits-Tandem von Körper und Psyche völlig begeistert weiterforschen. Falls Sie sich zuerst einmal selbst vertiefend mit dem Zusammenspiel von Körper und Psyche und ganzheitlichen Bewegungen auseinandersetzen möchten, finden Sie spannende Literatur im Anhang.

Wenn Sie Lust bekommen haben, sich noch intensiver mit Ihrem Gesundheits-Tandem auseinanderzusetzen, spezifische Fragestellungen mitbringen oder neugierig auf mehr Übungen und eine gemeinsame Entdeckungsreise sind, emp-

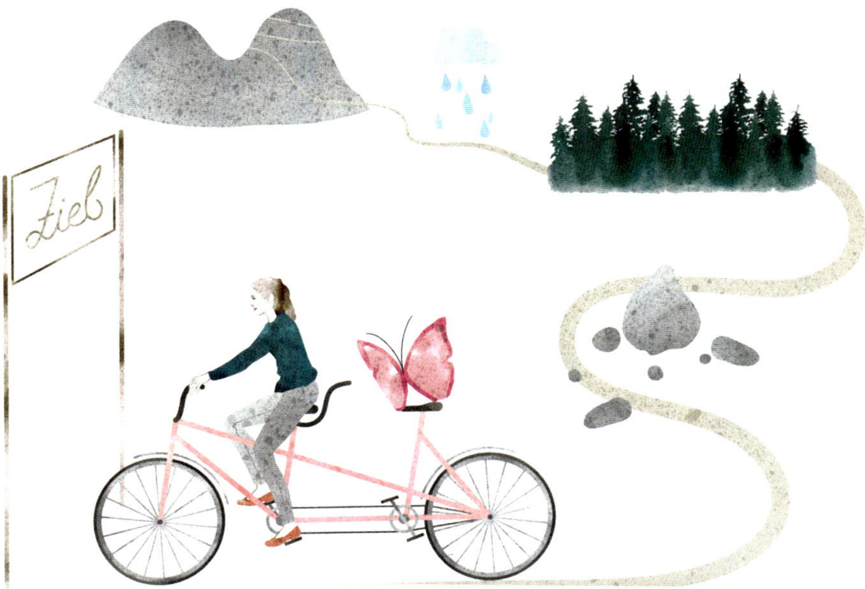

fehle ich Ihnen den Besuch eines meiner Seminare/Webinare oder eines persönlichen (Online-)Coachings und freue mich auf Ihre Kontaktaufnahme (siehe Autorenkasten, Seite 183).

Falls Sie therapeutisch tätig sind und gerne vertiefter in die ganzheitlichen Bewegungen für die Seele und Integration in Ihrer Praxistätigkeit eintauchen möchten, freue ich mich auf Ihre Kontaktaufnahme (siehe Autorenkasten, Seite 183).

Auch über Ihre persönlichen Erfahrungen und Rückmeldungen zum Buch freue ich mich und danke Ihnen bereits jetzt herzlich!

Menschen das Wissen über den eigenen inneren Coach und den Zugang zu ihm durch das Zusammenspiel von Körper und Psyche zu erleichtern, ist mir eine Herzensangelegenheit. Ich hoffe, dass diese Begeisterung bei Ihnen angekommen ist und Sie ebenso fasziniert auf Ihr persönliches Gesundheits-Tandem blicken können – und Ihre Erfahrungen weitere Menschen anspornt, sich ebenfalls als Coach mit ihrem Gesundheits-Tandem zu beschäftigen und zu mehr Gesundheit, Lebendigkeit und Wohlbefinden im Alltag zu finden.

Danke, liebe Leserin, lieber Leser, dass Sie so mutig waren, Ihre Komfortzone der Gewohnheiten zu verlassen und auf Entdeckungsreise zu gehen!

Ich wünsche Ihnen von Herzen viele weitere Flow-Momente und wunderbare Aha-Erlebnisse im Alltag!

Herzlich, Ihre Nadja Zöch-Schüpbach

Danksagung

Es gibt so viele Menschen, die mich auf meinem Lebensweg in unterschiedlicher Form unterstützt haben. Bei ihnen möchte ich mich von ganzem Herzen bedanken! Ohne sie, meine eigene Geschichte und auch meine KlientInnen, KursteilnehmerInnen und KollegInnen und deren neugierige, teils auch kritische Fragen gäbe es dieses Buch nicht. Sie alle haben maßgeblich dazu beigetragen, dass ich ganz viel lernen durfte, weiterlerne und nun dieses Wissen weitergeben darf. Dafür bedanke ich mich von Herzen!

Einige Menschen, die besonders zum Gelingen dieses Buches beigetragen haben, möchte ich gerne noch namentlich erwähnen: Dr. Rudolf Ingrisch, Meister Jumin Chen, Dr. Wolfgang Zöch, Alan Questel, Dr. Adrian Schulte, Prof. Dr. Johannes Michalak, Cristina Flüeler, Stefan Mödinger, Verena Heingärtner, Edith Siedler, Robyn Williams, Christina Petersen, Sylvia Englert und Renate Grubert. Danke, danke, danke!

Weiter möchte ich mich auch bei meinem Agenten Ulrich Störiko-Blume und Celestina Filbrandt sowie dem ganzen TRIAS-Team bedanken, die das Buch erst möglich gemacht haben in dieser wunderbaren Form.

Literatur

1 Habe er in der Ausbildung am 19. Juni 1975, 4. Tag, 1. Woche am DO Nachmittag gesagt plus AY Nr. 536 Fingers interlaced on the chest, 3d (nur für Feldenkrais Pract. erhältliche Feldenkrais-Lektionen).

2 Schubert, C. (2018). Was uns krank macht – was uns heilt. S. 42–50. Fischer & Gann.

3 Dispenza, J. (2014). Du bist das Placebo! KOHA-Verlag.

4 Johnstone, M. (2012). Den Geist beruhigen. Kunstmann.

5 Katie, B. (2013). The work. www.thework.com.

6 Strack, F. M. (1988). Inhibiting and facilitating conditions of the human smile: A nonobstrusive test of the facial feedback hypothesis. Journal of Personality and Social Psychology, S. 768–777.

7 Michalak, J. M. (2014). Sitting posture makes a difference – embodiment effects on depressive memory bias. Clinical Psychology and Psychotherapy.

8 Michalak, J. (2009). The embodiment of sadness and depression. Psychosomatic Medicine.

9 Porges, S. W.; Dana D. (2019). Klinische Anwendungen der Polyvagal-Theorie, G.P. Probst Verlag.

10 Rosenberg, S. (2018). Der Selbstheilungsnerv – So bringt der Vagus-Nerv Psyche und Körper ins Gleichgewicht. S. 65. VAK Verlag.

11 Symptome einer vegetativen Dystonie (Stand: 09.02.2021): https://medlexi.de/Vegetative_Dystonie#Symptome.2C_Beschwerden_.26_Anzeichen

12 Weitere Symptome einer vegetativen Dystonie (Stand: 09.02.2021): https://de.wikipedia.org/wiki/Vegetative_Dystonie#Symptome

13 Rosenberg, S. (2018). Der Selbstheilungsnerv – So bringt der Vagus-Nerv Psyche und Körper ins Gleichgewicht. S. 45–47. VAK Verlag.

14 Dispenza, J. (2014). Du bist das Placebo! KOHA-Verlag.

15 Kabat-Zinn, J. (2010). Gesund durch Meditation. Fischer Taschenbuch Verlag.

16 Nestor, J. (2021). Breath – Atem: Neues Wissen über die vergessene Kunst des Atmens. Piper.

17 Rosenberg, S. (2018). Der Selbstheilungsnerv – So bringt der Vagus-Nerv Psyche und Körper ins Gleichgewicht. S. 258–267. VAK Verlag.

18 Roemheld, D. L. (1920). Der Magen in seinen Wechselbeziehungen zu den verschiedenen Organsystemen des menschlichen Körpers. Sammlung zwangloser Abhandlungen aus dem Gebiete der Verdauungs- und Stoffwechsel-Krankheiten mit Rücksicht auf allgemein-ärztliche Interessen; Hrsg. Prof. Dr. A. Albu, Berlin, VI. Band, Heft 34.

19 Hasler, P. D. (2020). Die Darm-Hirn-Connection – Revolutionäres Wissen für unsere psychische und körperliche Gesundheit. Klett-Cotta.

20 Zhu, X. S. (2023). Dectin-1 signaling on colonic γδ T cells promotes psychosocial stress responses. Nature Immunology, doi: 10.1038/s41590-023-01447-8.

21 Schulte, A. (2016). Alles Scheiße!? Wenn der Darm zum Problem wird. Scorpio.

22 Enders, G. (2014). Darm mit Charme. Ullstein.

23 Weidinger, G. (2019). Die Heilung der Mitte – Die Kraft der Traditionellen Chinesischen Medizin. Ennsthaler.

24 Hasler, P. D. (2020). Die Darm-Hirn-Connection – Revolutionäres Wissen für unsere psychische und körperliche Gesundheit. Klett-Cotta.

25 Weidinger, G. (2021): Frei von Angst durch die Heilung der Mitte. Kneipp Verlag.

26 Wildman, F. (2018). Feldenkrais Übungen für jeden Tag. Fischer Verlag.

27 »The movement is used only for learning. You learn how to do the same thing you know how to do in three different ways.« Moshe Feldenkrais, D.Sc. NYC Workshop 1980.

28 Michalak J., Aranmolate L., Bonn A., Grandin K., Schleip R., Schmiedtke J., Quassowsky S., Teismann T. Myofascial Tissue and Depression. Cognit Ther Res. 2022;46(3):560–572.

29 Chen, J. (2020). Yiquan. Verlagshaus der Ärzte.

30 Feldenkrais, M. (1972). Esalen Lektion 26. Skripts nur für Feldenkrais Practitioner von der International Foundation of Feldenkrais zugänglich.

Weitere Literatur und Hörbücher von TRIAS

Fegerl, S.; Buttinger, P. (2024). Medical Cooking: F.X. Mayr-Ernährung & Milde Ableitungsdiät. 1. Aufl. Stuttgart: TRIAS.

Höfler, H. (2023). Feldenkrais. 2. Aufl. Stuttgart: TRIAS.

Lichtenau, B.; Nestmann, A. (2023). Feldenkrais – neue Übungen für Rücken und Schultern (Hörbuch). 1. Aufl. Stuttgart: TRIAS.

Lichtenau, B.; von Websky, B. (2020). Feldenkrais – bewegte, schmerzfreie Füße und Knie (Hörbuch). 2. Aufl. Stuttgart: TRIAS.

Lichtenau, B.; Salkow, I. (2020). Feldenkrais: Entspannter Nacken – bewegliche Schultern (Hörbuch). 3. Aufl. Stuttgart: TRIAS.

Lichtenau, B.; Scholz, I. (2019). Feldenkrais: Schöne Körperhaltung – aufrecht & entspannt (Hörbuch). Stuttgart: TRIAS.

Lichtenau, B.; Salkow, I. (2018). Feldenkrais: Starker Rücken – bewegliche Hüften (Hörbuch). 3. Aufl. Stuttgart: TRIAS.

Lichtenau, B.; Glunz-Grosch, P. (2018). Feldenkrais – Sanfte Bewegungen für den ganzen Körper (Hörbuch). 1. Aufl. Stuttgart: TRIAS.

Lichtenau, B.; von Websky, B.; Cramer, A. (2018). Feldenkrais für Gesicht & Kiefer (Hörbuch). 2. Aufl. Stuttgart: TRIAS.

Weiterführende Literatur

Bleis, C. (2014). Feldenkrais – Zwölf Kurzlektionen für zwischendurch. Schirner Verlag.

Bohus, M. (2009). Interaktives Skillstraining für Borderline-Patienten. Hogrefe.

Chen, J. (2017). Der Weg der Gesundheit – Medizinisches Qigong. Chen Akademie GmbH.

Chen, J. (2020). Yiquan. Verlagshaus der Ärzte.

Croos-Müller, C. (2017). Alles gut! Das kleine Überlebensbuch – Soforthilfe bei Belastung, Trauma & Co. Kösel.

Croos-Müller, C. (2014). Schlaf gut! Das kleine Überlebensbuch – Soforthilfe bei Schlechtschlafen, Albträumen und anderen Nachtqualen. Kösel.

Ehrmann, W. (2016). Kohärentes Atmen – Atmung und Herz im Gleichklang. tao.de.

Elkjaer, E. M. (2020). Expansive and contractive postures and movement: A systematic review and meta-analysis of the effect of motor displays on affective and behavioral responses. Perspectives on Psychological Science, S. IF 2019: 8, 190.

Feldenkrais, M. (1992). Das starke Selbst – Anleitung zur Spontaneität. Suhrkamp.

Franklin, E. (2019). Breathing for Peak Performance. Human Kinetics.

Gera, B. (2021). Die heilende Kraft des stillen Stehens. Irisiana.

Hanna, T. (2016). Beweglich sein ein Leben lang. Kösel.

Larsen, Ch. und Miescher, B. (2020). Spiraldynamik schmerzfrei und beweglich. TRIAS.

Levine, P. A. (2007). Vom Trauma befreien. Wie Sie seelische und körperliche Blockaden lösen. Kösel.

Lodes, H. (2017). Atme richtig – der Schlüssel zu Gesundheit und Ausgeglichenheit. buch & media.

Mandl, M. (2022). Meridiane – Landkarten der Seele. Bacopa Verlag.

Merton, R. K. (1948). The self-fulfilling prophecy. The Antioch Review. Band 8, S. 193–210.

Sinek, S. (2017). Frag immer erst: Warum? Redline.

Strelecky, J. (2009). The Big Five for Life – was wirklich zählt im Leben. dtv.

Wortmann, K. (2015). Wege in den erholsamen Schlaf. Junfermann Verlag.

Sachverzeichnis

Die Übungen »In der Mitte ankommen« (Seite 74), »Beugung und Streckung über die Sitzbeinhöcker erkunden« (Seite 96) und »Rotation im Sitzen für mehr Rundumsicht« (Seite 100) können Sie sich hier anhören: extras.thieme.de/trias.htm

Empfehlungen von Nadja Zöch-Schüpbach

(Stand: 13.03.2024)

Sie wünschen sich ein Seminar/Webinar oder persönliches (Online-)Coaching bei der Autorin zur Vertiefung Ihres Gesundheits-Tandems?

Alle Informationen zu aktuellen Veranstaltungen finden Sie unter: www.justbe.care

Möchten Sie die Autorin für eine Veranstaltung buchen oder ihr ein persönliches Feedback zukommen lassen?

Anbei ihre Kontaktdaten: info@justbe.care

Bibliografische Information der Deutschen Nationalbibliothek
Die Deutsche Nationalbibliothek verzeichnet diese Publikation in der Deutschen Nationalbibliografie; detaillierte bibliografische Daten sind im Internet über http://dnb.d-nb.de abrufbar.

Programmplanung: Celestina Filbrandt
Projektmanagement: Elisa Salemi
Redaktion: Dr. Sabine Klonk
Bildredaktion: Marie Crämer
Umschlaggestaltung: © Thieme
Layout: CYCLUS · Visuelle Kommunikation, Stuttgart

Bildnachweis:
Fotos im Innenteil:
Bildnachweis Cover und Bild S. 3: © Thieme
Autorinnenfoto S. 2, Bild S. 11, S. 154 (Baum): Wolfgang Zöch-Schüpbach
People-Fotos: © H. Münch/Thieme
Zeichnungen (außer Covergrafik, S. 3, 6, 8, 15, 32, 52, 129, 167, 177): Susi Schaaf, Bellheim
Die abgebildeten Personen haben in keiner Weise etwas mit dem Thema zu tun.

1. Auflage 2025

TRIAS Verlag in Georg Thieme Verlag KG
Rüdigerstraße 14, 70469 Stuttgart

Satz und Repro: Fotosatz Buck, Kumhausen
Druck: AZ Druck und Datentechnik GmbH, Kempten

Gedruckt auf chlorfrei gebleichtem Papier
Printed in Germany

ISBN 978-3-432-11913-7
eISBN (ePub) 978-3-432-11914-4

1 2 3 4 5 6